Spiritual Culture
青心文化

在阅读中疗愈 · 在疗愈中成长

READING&HEALING&GROWING

B.K.S.IYENGAR

瑜伽末那识

YAUGIKA MANAS

[印]艾扬格 著
陶张欢 译

KNOW AND REALISE THE YOGIC MIND

中国青年出版社

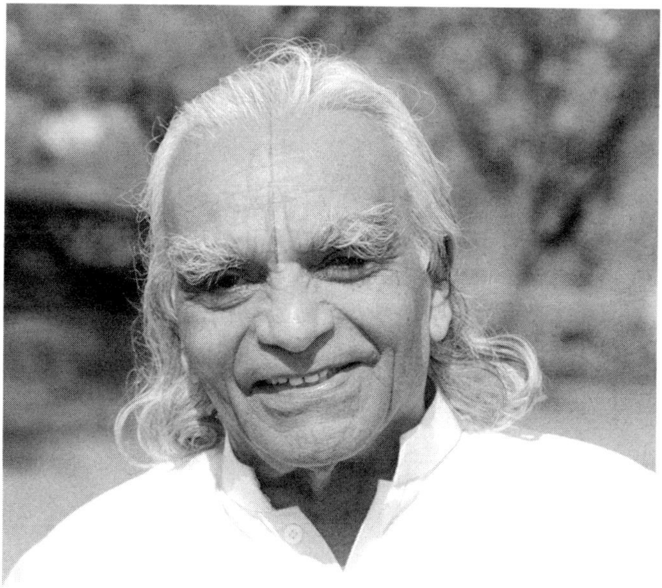

艾扬格

B.K.S.Iyengar

(1918 - 2014)

推荐序
习练瑜伽，为内心带来深刻的幸福感

中国人主张“和而不同”，用包容去联结万事万物背后共通的部分。瑜伽与中国的太极一样，是一门天人合一的学问，它通过对自身的锻炼，将人的内在和外在稳定地连接在一起，并由持续的练习为内心带来深刻的幸福感。

近年来，瑜伽作为一种健康生活方式备受关注和推崇，而习练瑜伽的主要的人群是青年人。对于青年人来说，运用一种古老而易于掌握的技巧，达于身体、心灵与精神和谐统一，是适应现代社会节奏和挑战的重要能力。

悠季瑜伽在瑜伽领域深耕多年，为中国瑜伽行业带来纯粹且深具传承的印度瑜伽智慧，也为中印文化交流打开了一扇窗。更重要的是，他们和瑜伽发源地印度的瑜伽大师们有着直接而深厚的联系，引导人们溯本求源，关注本源的典籍、经典的原貌，以保证学习教育不偏样、不走形——这是一种极富远见且可持续的文化交流。

中国青年出版社作为一个已经有着七十年历史的文化出版

机构，一直关注着每一代青年人的变化与成长。尤其是当今天中国人的物质生活越来越丰富的时候，我们也开始越来越关注青年人如何拓展自己的精神世界。时代在发展，受众在变化，经典也要用与时俱进的方式被传承，中国青年出版社与悠季瑜伽在传播经典的同时，也都在探索用新时代青年人喜欢的方式，来吸收和传习历史文化中的高品质成果。

相信这套《悠季丛书》的出版，会让瑜伽文明的本源知识种子在当下形成脉络，完整开花；相信每一个愿意深入其中的青年人，都会体会到人与自然相适应的内在平衡，进而弥散到个人的生活环境中，结出快乐、美丽而真诚的社会之果。

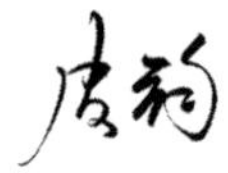

中国青年出版总社党委书记、社长　皮钧

2020 年 1 月

瑜伽之路的灯塔

——《悠季丛书》介绍

2003年的春天，带着“我是谁?”的寻找，一个人印度之行，在瑞诗凯诗发现瑜伽。跟随默瀚老师的7天习练，快乐不期而至，从此种下心念：分享传播这个“启动内在之光，用另一种眼光看世界，用另一个思维看生活”的纯粹瑜伽，让更多人与此结缘，走进生命的美好。于是邀请默瀚老师共同创办悠季瑜伽。悠季瑜伽的诞生是一个心愿的分享：“以最纯粹的瑜伽光耀生命”。在这个分享之路上，悠季瑜伽持之以恒坚守本源瑜伽理念，打造整体瑜伽教师培训体系及会员习练体系；在这个践行之路上，悠季瑜伽从70平米的北京日坛公园钟楼出发，成长为今天以学院、会馆、出版为三大核心的瑜伽集团平台。其中，分布在北京、杭州、广州、成都的悠季瑜伽学院培养出数以万计的瑜伽教师及瑜伽从业人员，被赋予瑜伽界“黄埔军校”的美誉。

作为纯粹瑜伽最大的基石，“传统瑜伽智慧”的分享是以《悠季丛书》形式达成的。

《悠季丛书》创办于 2004 年，是中国青年出版社与悠季瑜伽学院共同出版的瑜伽经典图书系列。本着“传统、传承、传授”的原则，《悠季丛书》分为典藏，历史，应用三大类。第一类是没有经过任何稀释的传统瑜伽典籍。它将我们带到瑜伽的源头，明晰瑜伽的核心要义；第二类是瑜伽重要流派及蜚声世界的瑜伽大师著说或传记。大师们终其一生探索的实践及智慧，犹如身边的恩师，照亮了习练者的瑜伽之路；第三类是与现代科学及生活相结合的应用著作。此类书展示瑜伽在当代的发展，帮助习练者将瑜伽纳入生活，是不可或缺的瑜伽学习伴侣。

《瑜伽末那识》是艾扬格大师的晚年之作，荟萃了大师对瑜伽中最根本的“头脑”进行的深层及富有指导性的阐述。2011 年初，为了准备艾扬格大师的中国之行，我来到普那拜见艾扬格大师，并祈请大师准允出版《瑜伽末那识》。至今，我还记得艾扬格大师欣悦地在授权书上签字的样子。可惜因为各种因缘，这本书直到今天才得以问世，而大师已于 2014 年仙逝。带着惭愧的心，以此书向艾扬格大师致以最崇高的敬意和感恩。感恩他在世上的足迹为世界播撒了瑜伽的智慧火种，让当今人类得以受益。

感谢艾扬格大师在《悠季丛书》选择、版权过程中给予的支持。感谢中国青年出版社社长皮钧先生，促进中国青年出版社与《悠季丛书》的战略出版计划；感谢默瀚老师，在《悠季丛书》版权合作、专业翻译解答等中做出的专业贡献和桥梁作用；感谢中国青年出版社主编吕娜女士，在她主持下的出版无可替代地保障了《悠季丛书》的出版品质；最后感谢所有的读者，因为你们在瑜伽中的精进求索，让《悠季丛书》绽放它的存在意义。

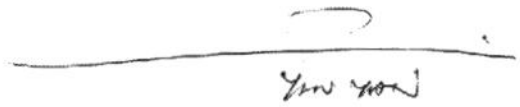

《悠季丛书》主编　尹岩

2020 年　夏

推荐序

作为一个谦卑的弟子，我没有任何资格来为我导师的作品写推荐序。让我有勇气发表以下评论的原因是，从 1987 年一直到 2014 年——那一年，我至爱的古鲁吉（Guruji）离开了他的凡人身体——我一直都参与编辑他的书。其次，从 2006 年起，我就被古鲁吉派去引介他在中国的教师培训方法和评估方法，从一开始，我就感受到了中国瑜伽练习者对更多地了解瑜伽背后理论的巨大渴望。

瑜伽体位法的主要目的不是身体本身，而是利用身体来驯服头脑。头脑，在传统上被定义为普通的头脑，它将通过感官的感知所接收到的信息组织起来。根据经典，它有自己的运作模式，即：欲望、意志、怀疑、信心、缺乏信心、决心、羞耻、认知和恐惧。它的不稳定性常被比作水银（《哈他之光》第 4 章，第 26 节）。

在《薄伽梵歌》（第 6 章，第 33-36 节）中，阿朱那抱怨说，头脑（或心）是不安宁、不稳定、动荡、固执且非常强大的，所以，征服它比控制风更加困难。主奎师那回答说，一个人只能通过持续的瑜伽练习和不执着，来控制头脑，并实现大我了悟。

头脑是感官的主宰，呼吸是头脑的主宰。头脑和呼吸之间的联系是瑜伽修行者最伟大的发现之一。在这篇清晰易读的阐述中，古鲁吉艾杨格运用他作为伟大导师和一个非常实际之人的才能，提供了宝贵的方法和暗示，以达到对头脑的稳定控制，这是瑜伽的首要目标。这本书是任何认真练习瑜伽之人的必备读物。我希望他们会研习它，并将它的宝贵建议付诸实践，去品尝内在的平衡与自由的甘露。

当我通过悠季瑜伽创始人兼主席尹岩女士得知他们打算出版这本书的中文译本时，我非常高兴。我感谢他们所做的这项工作，并祝愿《瑜伽末那识》中文版与所有其他语言的版本取得同样的成功。

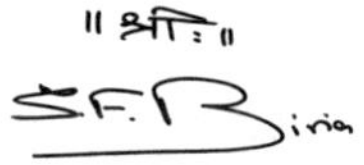

梵克·比利亚

巴黎，2020 年 1 月 1 日

序

最初，我并没有打算写一本关于“头脑”的书。然而，事情就这么发生了。印度卡纳塔克邦（Karnataka）班加鲁茹（Bangaluru）的圣·迦纳卡斯·拉迦拉杰斯瓦瑞（Sri Jñānākṣī Rājarājeśwarī）的世界古鲁室利·室利·室利·迦岩达·普瑞·玛哈斯瓦米吉（Jagadguru Śrī Śrī Śrī Jayendra Puri Mahāswāmiji），于2009年6月在库提拉姆修道院（Sādhanā Kutiram）组织了一场关于“头脑的奥秘”（或当心你的“头脑”）的研讨会。

他邀请了一些杰出的学者、脑科专家和瑜伽师（包括我）到会，并请我发表一篇关于“瑜伽末那识”（Yaugika manas）的演讲。

我既不是学者也不是专家，我请求斯瓦米吉“放过”我。但是他坚持让我出席这次大会，并要我根据瑜伽知识就“头脑”的话题发言。

尽管我起初有些犹豫，最后还是接受了邀请。

经由《帕坦伽利》和我的上师的恩典，博学的听众很好地接收并理解了我的话语。

这给了我信心，让我能坐下来好好沉思“头脑”及其奥秘，并通过头脑来研究头脑，最后的成果就是这本书——《瑜伽末那识》。

我希望这本书可以帮助你解开头脑之谜，并赢得控制头脑所带来的奖励。

B.S.K. 艾杨格

于上师节

2010 年 7 月 25 日

前　言

头脑是一个奇妙的主题，也是一个值得探讨的话题。我想起了《薄伽梵歌》，主奎师那在其中谈论了关于灵魂的话题。他说：

āścaryavat paśyati kaścid enam
āścaryavad vadati tathiava cānyaḥ
àścaryavaccaianam anyaḥ śṛṇoti
śrutvā ‘pi enaṁved na caiva kaścit

(B.G., 2.29)

有的人把灵魂视为一个奇迹，
有的人形容它十分奇妙，
还有人听闻灵魂很神奇。
尽管如此听闻，却只有极少数人知道灵魂是什么。

——《薄伽梵歌》(2.29)

“灵魂”是一件奇妙的“东西”，对任何一个人来说，它都很难理解。

主奎师那所说的关于“灵魂”的话也同样适用于头脑，因为它本质上也是难以捉摸的，无法验证。

从表面上看，头脑在我们心中是真切而又实在的，但它看不见摸不着。所有人都可以感觉到它的存在。它就像水银，即使努力抓住了它，也很容易滑落。头脑掌控我们，尽管我们能够，也有力量去掌控它。我们感到头脑离我们很近，因为我们认为自己能够很容易就控制它。但实际上它离我们很远，因为它很容易就脱离我们的控制。控制头脑就像试图抓住一条鳗鱼。

如果说身体是粗钝的，那么身体里的头脑却是精微的。很多人认为，头脑的位置就在大脑里，因为心理活动（例如思考、记忆、表达情感和学习）都是发生在大脑里的。然而，头脑超越了大脑。根据《瑜伽经》（*Yoga Sūtra*）第 3 章第 35 节的记述，心脏被认为是头脑的源头。头脑扮演着双重角色。尽管从本质上来说，头脑比较接近灵魂，但从作用上来说，它更近似于身体的感官。

从显而易见的方面来说，头脑深陷于感官快乐，制造出沮丧、混乱等情绪，体验悲伤与欢乐；另一方面，它还具有想象的力量和决断力。

作为有情众生，我们都希望拥有健康的心理和强健的体魄。头脑的运转比时间更快，也因此它接触外界事物比身体更快。头脑是一个基本因子，我们之所以存在，是因为头脑存在。头脑难以驯化、教养、培育和控制。头脑的进化和成长走的是“转化之道”。正如水银需要经由朱砂处理之后才能被塑型一样，头脑也需要经过一定的步骤来培养和教育。它需要被约束、培育和滋养。当头脑经由苦行、研读经典、对超自然力的臣服（参见《瑜伽经》2.1），以及被约束和培养之后，它就转变为灵性头脑。未经培育和滋养的头脑就成了感性的（世俗化）头脑。

世俗化或寻求快乐成性的头脑也可能滑入愚痴和激性的海洋。因此，有必要通过灵性戒律改变它，将之从世俗化的状态转变为灵性状态。在此，就要提到瑜伽戒律和灵性头脑的记忆。

尽管瑜伽和灵性头脑的训练这个话题可以被无限地延伸、拓展、引申和扩充，以便身体和灵魂可以被完全渗透，但是，这看起来可能只是口头上的解释。只有当一个人开始遵循灵性戒律时，渗透才是可能的。头脑可以被过滤、被澄清，并变得圣洁。从这个意义上说，头脑具有两面性，扮演着双重角色。短暂的快乐或世俗的欢乐被局限于与进化背道而驰的下降趋势之中，而灵性戒律则引导人朝向更高的无限喜乐状态。

风元素赋予头脑以生命。然而，它如火一般，因为它属于光元素。头脑之火上仍然覆盖着享乐、激性、痴迷等灰烬。掩盖头脑的灰烬必须被瑜伽之火烧毁。

首先，我们必须了解“外求”之头脑（世俗化头脑）和“向内”之头脑（灵性头脑）的本性。

个体心智（个人化头脑）或双重头脑的起源是宇宙心（宇宙头脑），它是纯净的。当宇宙心接触到世间那些能够给予快乐的客体（客观事物）时，这个个体心智就逐渐被污染，慢慢转变为世俗化头脑。我们必须经由正确的教育理念恢复它的纯净，将之转变为灵性头脑。为此，我们需要了解宇宙的起源，以便能够理解个体心智和宇宙心。当宇宙心转变为个体心智的时候，它就以受苦和业力的形式陷入因果法则。为了理解这趟因果之旅，我们首先必须知道宇宙心是如何开始被污染的，知道被污染的头脑该如何经由创造灵性环境而得到净化。

目　录

M

~

A

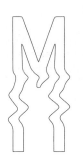

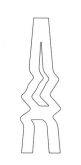

第一章 宇宙起源

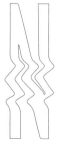

万物的源头

我想为读者阐述一下宇宙起源的基础，因为这对了解自然、灵魂和神的概念极其重要。据说“本初力量”（Ādi śakti，阿迪沙克提）或“无形的至上力量”（Adryśya śakti，阿德瑞西亚沙克提）是最初的，也是最重要的“力量”（Power），是万物的“最高设计师”（Supreme Architect）。这阿迪沙克提或阿德瑞西亚沙克提是“神之力量”，因为在神里隐藏了三大法则或能量（śakti，沙克提）：创造之力、维系之力和毁灭之力。

按古印度的说法，神创造了这个宇宙作为一个游乐场[1]，祂在这里玩着创造（生）、维系（住）和毁灭（灭）的游戏。我们用各种名字称呼祂，也向各种形态里面的祂祈祷。

宇宙的创造

大我（Ādi Puruṣa，阿迪普鲁萨）或大自在天（Īśvara，伊斯瓦拉）作为本性（Prakṛti，普拉克瑞提），自古以来就已存在。神想创造宇宙，于是形成天地万物。神创造了大我（puruṣa-s，普鲁萨）——灵魂，或众生的核心，还创造了本性，或自然的演化法则，以及众属性（guna-s，德）。这些属性包括：光明属性（sattva，萨埵，悦性），活跃属性（rajas，罗闍，激性）和懒惰属性（tamas，答磨，惰性），统称为

"三德"。

穆拉 · 普拉克瑞提[2]（Mūla Prakṛti）可以理解为原初本性或根本天性，它具有二十四种属性，或者说，可分为二十四条进化线。根据《帕坦伽利》则划分为四种状态[3]：

(1)无属性状态(Aliṅga)= 没有特征或属性的状态。

(2)暗属性状态(Liṅgamātra)= 暗含特征或属性的状态。

(3)无差别状态(Aviśeṣa)= 属性上没有任何差别或属性一致的状态。

(4)有差别状态(Viśeṣa)= 可区分特征或属性的状态。

本性的这些属性被三德之轮的辐条搅动而激活。无属性状态是纯净的、未进化的，或纯粹无杂质的。它就像黄金。如果有人想改变首饰的设计，那么首饰必须在重塑之前转变回黄金，其本质上仍然是一件未被改变的东西。原初本性是一个基础，让本性的伟大宇宙法则（Mahat，玛哈特）作为可区分属性出现，并运作成为可能。玛哈特正是宇宙能量[4]、宇宙智能或宇宙意识。这些统称宇宙意识（viśva citta）。如果宇宙意识是无处不在的，那么能量，亦即生命力也是无处不在的。玛哈特利用三德作为搅拌棒激活了本性。

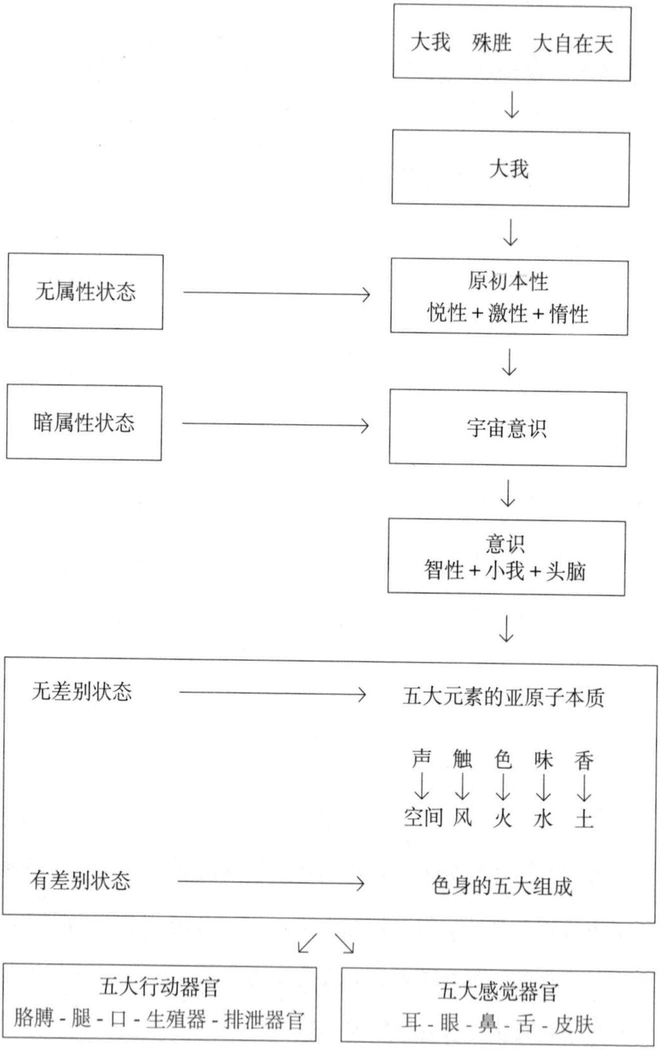
大我 殊胜 大自在天
大我
无属性状态
原初本性
悦性 + 激性 + 惰性
暗属性状态
宇宙意识
意识
智性 + 小我 + 头脑
无差别状态
五大元素的亚原子本质
声 触 色 味 香
空间 风 火 水 土
有差别状态
色身的五大组成
五大行动器官
胳膊 - 腿 - 口 - 生殖器 - 排泄器官
五大感觉器官
耳 - 眼 - 鼻 - 舌 - 皮肤

表1 **宇宙的创造**

意识和头脑

在人之中，宇宙意识变成了个体意识，生命能量变成了个人能量。通常，“个人能量”在本地方言中被认为是头脑。

个体意识包含四个组成成分，尽管很多文献只提到了其中的三个。这三个分别是：小我、智性和头脑。正如意识和能量像神一样既有形体又无形体，小我也既有形体（“我”之形体）又无形体（“我”之意识）。由此，个体意识的四个组成成分分别是：

（1）“我”之形体（ahaṁ-ākāra）

（2）表现为小我的“我”（ahaṁkāra）

（3）智性（buddhi）

（4）头脑（manas）

我特意把 ahaṁkāra（我）这个单词拆分为 ahaṁ-ākāra（我之形体），是因为“我”作为大我是无形的，祂假想出了形体。这样，对于小我而言，为了与核心（真我，The Real Self）交流，也为了与世间客体沟通，它只能假想出一个形体。这个复合的单词 ahaṁ-ākāra（我之形体）如果合起来，就是 ahaṁkāra——“我”的制造者。如果说 ahaṁ-ākāra（我之形体）是纯净大我的形体，那么 ahaṁkāra（我的制造者）就是去人格化的纯净大我。Ahaṁ 是“我”（小我），而 ākāra 是形体。Ahaṁ（我）没有形体，它采用了“我”之意识或小我作为其形体。这个“我”的制造者（ahaṁkāra），或称我慢和自尊，想象了一个错误的形体，把“我”带入歧途，成为意识的一个组成成分。像意识一样，大我也没有形体。它是无形的（nira-ākāra）。

我 （Ahaṁ）	“我”、大我、阿特曼、实体化灵魂、个体灵魂
小我意识 （Asmitā or Ahaṁ-ākāra）	“我”之形体
我（Ahaṁkāra）	“我”之意识，“我”的制造

表 2

正如人类有三重身体一样（即因果身、精微身和粗钝身），人类也有三重头脑（或心），即因果心、精微心和粗钝心（或头脑）。因果身又称卡拉那·萨里拉（kāraṇa śarīra，即实体化灵魂），精微身又称苏卡斯马·萨里拉（sūkṣma śarīra，即意识及其分类）。粗钝身又称苏拉·萨里拉（sthūla śarīra）或潘卡·布提卡（pañca-bhautka śarīra，即五大元素）。同样，个体意识包括三重意识，即卡拉那·末那识（kāraṇa manas）、苏卡斯马·末那识（sūkṣma manas）和苏拉·末那识（sthūla manas）。尽管头脑（末那识）是源自意识的，但在普通人中，它扮演的角色似乎是最重要的。卡拉那·末那识即“我”（I-ness），苏卡斯马·末那识即“‘我’的制造者”（I-maker），此外也包括我慢和智性（pride and intelligence）。苏拉·末那识是第十一种感官，与五大行动器官和五大感觉器官并列。

身（Śarīra，肉身）		心（Manas，头脑）	
因果身	个体	因果心	我之形体
精微身	意识	精微心	我的制造者
粗钝身	五大元素	粗钝心	第十一种感官

表3

元素及其亚原子本质（有差别状态和无差别状态）

我们是由五大元素组成的，属于有差别状态（viśeṣa）。这些元素是土（pṛthvi）、水（āp）、火（tej）、风（vāyu）和空间（ākaśa）。五大元素被“五风”（pañca vāyu-s）激活：土元素被下行气激活、水元素被命根气激活、火元素被平行气激活、风元素被上行气激活、空间元素被遍行气激活。

本性的无差别部分包括我之形体、我慢或小我，以及五大元素的五种亚原子本质（原初本性），它们分别是香、味、色、触、声（或振动）。这些元素中的生命力激活了整个身体——细胞体。

本性的有差别部分包括五大元素（地、水、火、风、以太）、五大感觉器官（眼、耳、鼻、舌、皮肤）、五大行动器官（胳膊、腿、口、生殖器、排泄器官），以及最后——头脑的粗钝部分或第十一种感官。

头脑不仅与五大感觉器官和五大行动器官相连，还与五大元素和五大亚原子本质相关。它作为宇宙心（cosmic mind）隐藏在宇宙意识（mahat）当中，作为个体心智（个人化头脑）隐藏在个体意识（citta）当中。在某种程度上，头脑编织的网遍布我们的生活。从阿育吠陀（āyurvedika）的观点来看，因为头脑遍布于身体，所以我们也需要理解身体的组成成分。

身体的组成

身体的主要也是必要成分是体组织（sapta dhātu-s）、三因素（tridoṣa-s）和三垃圾（trimala-s）。体组织包括乳糜、血液、肌肉、脂肪、骨头、骨髓、精子和卵子；三因素或三体液是风（气）、胆汁（火）和黏液（水）；三垃圾包括粪便、尿液和汗液。体组织、三因素和三垃圾都属于元素，出自此三者的头脑，也属于元素。因此，通过进食适当的食物、水和空气带来的元素改变，人可以塑造和改变头脑。来自宇宙心的头脑被悦性、激性和惰性的属性覆盖，我们必须通过适当的进食、正确的行为，以及正直的品格来转化头脑的这些混合属性。我们必须居住在合适的环境中，主宰这具由元素组成的身体。

食物和环境有助于构建头脑的状态。特别是，如果食用悦性的食物，头脑就会变得具有悦性。如果一个人被悦性的环境环绕，那么头脑就会成为悦性的。从这个意义上说，头脑受到了影响，变成了悦性。恒河被认为是一条神圣的河流，据说它的水可以净化头脑。由于身体是元素，人需要通过食用适当的食物，饮用干净的水，并呼吸新鲜纯净的空气来净化它。

身体的生理系统也是元素。消化系统、循环系统、腺体、呼吸系统、肌肉系统（肌肉和脂肪）、骨骼系统（骨头和骨髓）以及生殖系统，都是由元素组成的。健康的头脑可以维持健康的身体。反之亦然。不过，每个人都可以注意到，身体机能发生紊乱的时候，头脑也会不安。反之亦然。焦虑、担心、嫉妒、愤怒，以及情绪波动都会让头脑不安。不当的食物和不健康的环境也影响身体系统。这些都是众所周知的事实，是每个人都可以体会到的。

正如上述提到的，就三德构建头脑而言，其意义在于我们可以通过对身体里的三德下功夫来纠正或重建我们的生理系统。阿育吠陀明确指出，疾病和不适都是由激性和惰性导致的，二者让火元素变得虚弱。另一方面，悦性和激性能激发火元素，让身心（即身体和头脑）都变得健康。本性（Prakṛti）也扮演一个重要角色。它可以作为原初本性保持其原始状态，也可以创造出任何种类的改变（vikṛti）。因此，让我们来了解一下本性（prakṛti）和大我（puruṣa）。

本性（prakṛti）和大我（puruṣa）之间的关系

为了明白双重头脑的机能，我们需要了解本性和大我之间的关系，这个关系可以让头脑认识到它自己的责任。根据印度人的思维方式，如果没有大我和自然法则（本性）的接触，进化就不可能发生。大我和本性都是由神（大自在天）创造的。然而，本性不可能自己激活自己，只有在大我和本性接触之后，生命（生命力）的振动才能产生，本性才得以激活并智能化。

陶匠用粘土制作陶罐，瓦匠用砖头和水泥建造房子。同样，当大我和本性接触的时候，它就为自己建造了居所。

然而，本性——物质——是建立在业力（karma）和印象（saṁskāra）的基础之上的，就像粘土、砖头和水泥一样。大我重建了本性，或者说本性重建了它自己。有一个原因（或目的）让这种联系（连结、结合、接触）或构建影响到一个人是受束缚还是找到自由（因为自由或受缚取决于对头脑的培养）。

帕坦伽利说，本性的进化[5]之所以存在，只是因为大我要进化，以便认识它自己的状态。尽管他说了："draṣṭṛdṛśyayoḥ saṁyogaḥ heyahetuḥ（Y.S., 2.17）[6]"，但他也毫不犹豫地说了："svāmiśaktyoḥ svarūpopalabdhi hetuḥ saṁyogaḥ（Y.S., 2.23）[7]。"Saṁyoga（结合、联合、联系）这个词非常重要。

痛苦和苦难的成因在于本性和大我的结合。也因为这样，他建议每个人都远离这种结合，以免于受苦。但他立即意识到，这不是一个切合实际的解决方案。他明确地指导求道者如何利用本性，这样，观者与所观的结合就可以让大我去发现自己的真实本性。事实上，这两句经文暗示了进化和退化（或回归）。

结合（Saṁyoga）

Saṁyoga 是一个非常实际（有效）的词，它的意思是结合、联系、联合或连结，而 viyoga 的意思是断开连接或解离。Hetu 的意思是目的。在此，观者和所观的结合是为了进化的目的，或者说是为了回归而进化。在进化当中，人可能会与感官乐趣产生联系。而在为了回归的进化当中，人会远离感官快乐，朝向自由，获得解脱。

为了找到脱离感官快乐的自由，人需要一个灵性的头脑，而非一个世俗化的头脑。我们每个人的生命轮回都在朝向进化和回归而努力。进化不应该通向无知，而应该通向真知。要获得真知，唯有通过与真实结合（saṁyoga-abhāva）才有可能：tad abhāvāt saṁyogābhāvaḥ hānaṁ taddṛśeḥ kaivalyam（Y.S., 2.25）——通过正确的知识打破观者与所观之间的连接，摧毁无知。这就是解脱。

我们可以定义这个阶段的瑜伽为“yogaḥ saṁyogāt viyogaḥ”，即：瑜伽是大我和本性为了解离的目的而结合。

这种对宇宙学的自然研究是为了了解人体的自然结构，知道头脑从何而来，又是如何运作的。头脑，或个体意识，可以被训练或加以约束，通过瑜伽改变其流向，将世俗化头脑转变为灵性头脑。灵修的一个主要目的就是让头脑转向灵性知识和智慧。灵修的重要性在于，它在大我和本性之间建起了一座桥梁，让受束缚的头脑跨越障碍，朝向自由和解脱。

帕坦伽利说，通过练习瑜伽，一个人是在探索自然中最精微的粒子。有意识地探索心智，让它失去独有特征与标记，达

大我	+	本性	=	苦
（观者）		（所观）		
观者与所观认同			=	结合
观者不与所观认同			=	解离

表 4

到无差别状态，以便最大限度地靠近大我。本性的无属性形式是终极状态，求道者可以由此更加靠近灵魂。瑜伽是触及无属性本性的方法，以便可以感知到灵魂。这是瑜伽的目标。

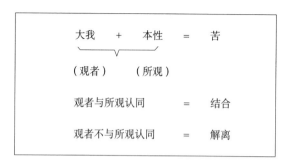

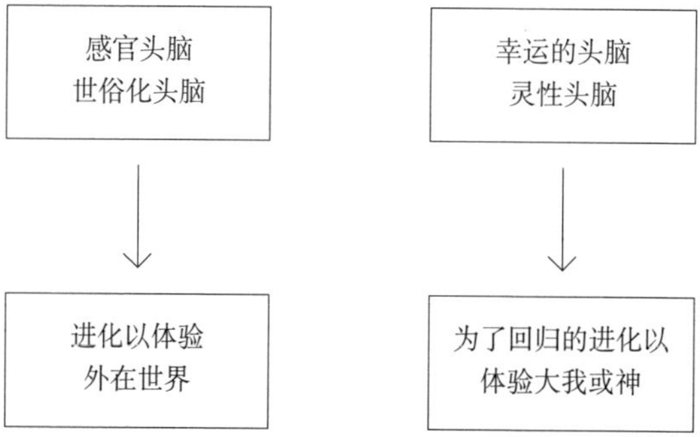

表 5

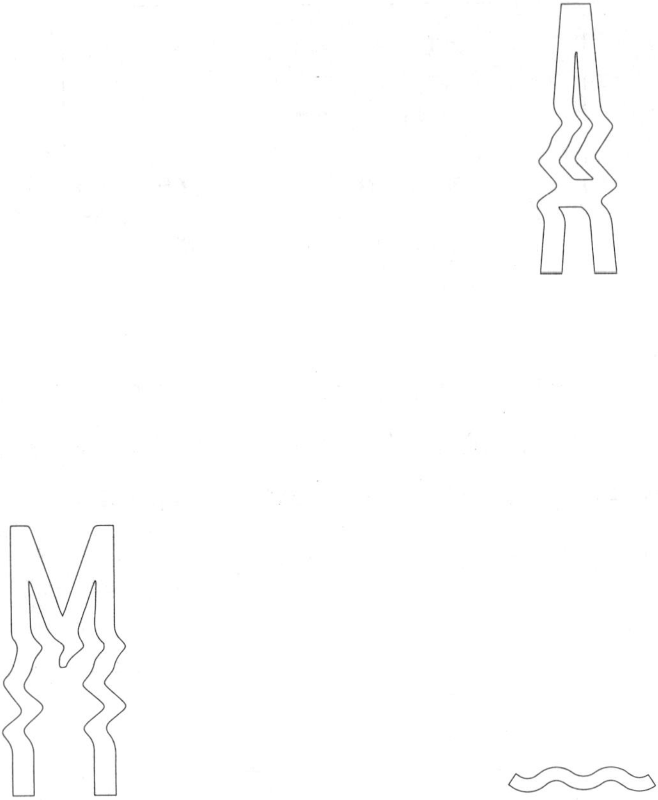
A
M

第二章 为何修习瑜伽？

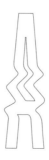

瑜伽是什么?

在开始阐述之前，让我们先给瑜伽下个定义。瑜伽是个体（jīvātmā）和宇宙（viśvātmā or paramātmā）合一的意思。

主奎师那解释说，平衡地练习瑜伽可以消除一切苦。在这一点上，依据《薄伽梵歌》(6.17)，他说的是："duḥkha nivṛttiḥ yogaḥ[1]。" 他进一步说，"samatvaṁ yoga uchyate——平等地对待善与恶、快乐与痛苦、得与失，这就是瑜伽[2]。"(《薄伽梵歌》2.48）然后他又说："yogaḥ karmasu kauśalam[3]。"(《薄伽梵歌》2.50）下很深的功夫修行就是瑜伽。

帕坦伽利解释说："瑜伽是停止意识中的一切活动，即停止'我'和'我的'这样的念头，包括心智和头脑。"帕坦伽利当然希望"sattva puruṣa anyatākhyāti"，它的意思是"要觉知到个体意识和大我是截然不同的[4]"。不过，他也希望二者之间有纯净的合一（śuddi sāmyatā）。换言之，在解离中存在合一。

头脑的双重性或头脑的两端

头脑具有双重性，就像一根线有两端。它的一端连接感官快乐，另一端连接灵性智慧。头脑扮演的双重角色分别是内在的头脑和外在的头脑，或者说是向内的头脑和向外的头脑。这一点很有趣。当头脑与世间客体密切相关时，它就是向外的头脑或外向型头脑。当其参与的活动逆转方向，朝向灵魂时，它就是向内的头脑或内向型头脑。如果达成这一点，那么一个人就安住于他自己之中，成为大我。

我认为，《瑜伽经》里还表达了瑜伽的一个隐藏含义[5]。帕坦伽利在其中一句经文[6]中谈论了关于头脑智力的四个方面——自我解析（vitarka）、综合推理（vicāra）、体验极乐（ānanda），以及体验纯粹存在（asmitā）。这些是令念头和万物丛生的战场。在另一句经文[7]中，他解释了心智或头脑产生的四种情绪能量，分别是友善（maitrī）、同情（karuṇā）、喜悦（muditā）和冷漠（upekṣā）。

自我解析代表争辩；综合推理代表洞察；体验极乐代表喜悦；体验纯粹存在代表自我中心（自我主义）。因此，从某种程度上来说，这四种功能在大脑里交织，在我看来就是一个战场（kurukṣetra[8]）。

大脑是心智的一个有意识的居所，除非它探索并解决了大脑中出现的具有不确定性的双重思维，否则它不会变得安静。这无疑是一场心智之战或拔河。现在，友善、同情、喜悦和冷漠这些属性的居所是在心（头脑）里。因此，充满了正确与健康情感的心（心智或潜意识头脑），在某种程度上可以说是精湛技艺的居所（dharmakṣetra）。

大脑的战场必须通过内心的智慧找到有效思想而停战，从而得出正确的结论。让具有智力的大脑变成一颗真正的心，这不应该是一个具有侵略性或被迫的决定，而应该是一个平和的决定。同样，情绪化的心也需要做出正确的决定以踏上正确的道路。因此，心中充满了对快乐的友善、对悲伤的同情、对美德的喜悦和对邪恶的冷漠，这种心态缓和并净化了心灵。最终，必须达成大脑的清明良知和内心隐藏的纯粹良心，这意味着五大感觉器官（jñānendriya-s）必须达到良心（dharmendriya）的层面。在我看来，清明的头脑和纯粹的心灵的合一就是瑜伽。这种状态不仅与“离生智识”（vivekaja jñānam[9]）相似，也与纯净的合一（śuddhi sāmyatā）相似，因为纯净的大脑和纯洁的心灵能够相会。

不知不觉间，头脑、意识的一个方面引诱大我认同其所渴望的客体，让人陷入感官之念。（参见《瑜伽经》1.4：vṛtti sārupyam itaratra[10]）

尽管大我是中立的，但它看起来仿佛与头脑及意识合并、混合、交融，是头脑及意识的一部分。如此这般，唯一的解决方案就是“纯净的合一”，这样就没有交融的问题了。

我想加一句我对瑜伽的感受："瑜伽旨在理解身体内部的相互关系，从皮肤到小我，以便学习并最终带来大我与身体内外感官的解离。"

身体拥有各种器官、肌肉和关节。虽然它们是各自独立的，但是它们也相互交织。因此，在某种程度上它们是一个整体。从内在和外在两个方向上了解身体、头脑和小我的内在组成，需要大量的协作和调整。了解这一点之后，要理解头脑与心智、心智与"我"、"我"与意识，意识与良知之间的关联，以便联系、联合、整合（身心）去体验瑜伽的趣味。观察和研究头脑，因为它是联系身体和灵魂之间的纽带。我将在下一章中解释头脑是如何在五鞘（pañca kośa-s）中处于中心位置的。

让我们现在来看看"五鞘"的概念。

五鞘的概念

我们是由五层身体，或者说是五鞘（五重身鞘）组成的：骨骼肌肉体（粗身鞘）、有机生命体（能量鞘）、心理思维体（心意鞘）、明辨智能体（智性鞘）和极乐幸福体（喜乐鞘）。它们代表了着五大元素。

例如，土（pṛthvi）和香（gandha）——粗身鞘，代表骨骼肌肉体；水（āp）和味（rasa）——能量鞘，代表有机生命体；火（tej）和色（rūpa）——心意鞘，代表心理思维体；风（vāyu）和触（sparśa）——智性鞘，代表明辨智能体；以及空间（ākāśa）和声音（śabda）——喜乐鞘，代表极乐幸福体[11]。

序号	鞘	身	元素	亚原子本质
1	粗身	骨骼肌肉	土	香
2	能量	有机生命	水	味
3	心意	心理思维	火	色
4	智性	明辨智能	风	触
5	喜乐	极乐幸福	空间	声音

表 6　**五鞘及其亚原子本质**

心意鞘的重要性

如果说粗身鞘和能量鞘是因苦难和情绪波动而产生苦与乐的地方，那么智性鞘和喜乐鞘就是朝向解脱的平台，让人脱离束缚，不再进一步造业。

有趣的是，心意鞘作为火元素恰好就在中间。由于它位于中间，这意味着其重要性类似一名司法工作人员。头脑被置于这些元素和身鞘的中间，因为它一方面必须点燃土和水元素，另一方面必须点燃风和以太。同时，它有能力理智且彻底权衡和评估产生自大脑的思考过程的一切利弊。这个思考过程在头脑里逐渐转化为思想波，让头脑能够专注地、不带执着或偏见地去思考。

考虑到头脑的这种公正性，帕坦伽利说："tataḥ kleśa karma nivṛttiḥ (IV.30)。"[12] ——借由精通瑜伽，人不仅可以从让自己痛苦的行动中解脱出来，而且也不会再做让别人痛苦

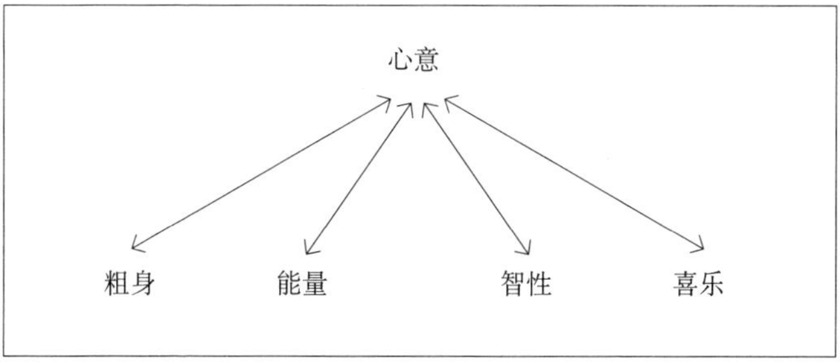

表 7　**心意鞘的重要性**

的事。

头脑作为心意鞘，处于五鞘的中间位置，属于五大元素中的火元素，它扮演两个不同的角色：在粗身鞘和能量鞘中扮演反派，而在智性鞘和喜乐鞘中扮演英雄。头脑和意识在前两个身鞘当中扮演反派，而同一个头脑和意识在后两个身鞘当中扮

演英雄。作为反派，头脑扮演令人不安的角色。而作为英雄，它扮演着令人平静的角色。前者尚未被驯服，后者则经过了良好的训练。

前两重身鞘更多地与外在的、客观的、物质化的世界相关，后两重身鞘更多地与内在的、主观的、灵性的世界相关。心意鞘位于中间，在这四重身鞘之间平衡自身，努力获得一种平静和平衡的状态。它必须摆脱自己的六个敌人，赢得六件灵性珍宝。如此，它必须带着三思而后行的平静心态谨慎地行动，以便拥有合一状态或知足状态。

如果说前两重身鞘带来的是混乱、困惑和阻碍，那么后两重身鞘则以其崇高的智慧透露出一种不变的平静。如果说前两

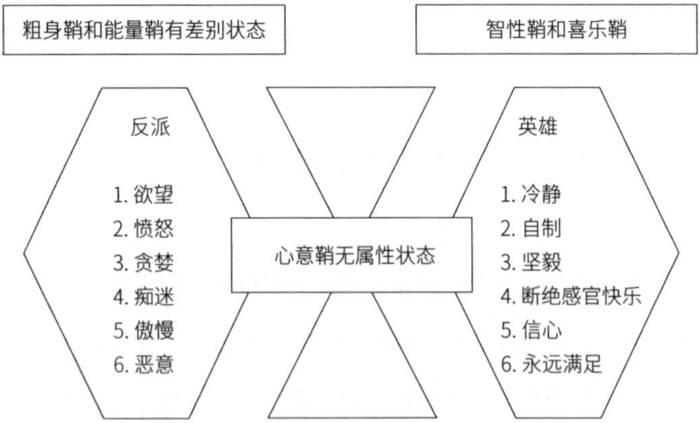

表 8　**心意鞘的双重角色**

重身鞘属于“外求意识”（vyutthāna citta）的层面，那么后两重身鞘就属于“灭尽意识”（nirodha citta）的层面。

七鞘

我们都知道，五鞘代表五大元素，而五大元素属于自然本性的一部分，是会腐朽的。我们还有不会腐朽的身鞘，其数目是二。在“五识”之外，我增添了时间（kāla）和方向（diśā）。根据我的经验，喜乐鞘（ānandamaya kośa）代表个体意识之幻相（cittamaya）。由于合一意识和意识的弥散作用，个体意识受阿特曼的吸引很大，而阿特曼（大我）被喜乐鞘遮蔽了。接着，我们所拥有的是内在的身体——法身，或称良心鞘，它是灵鞘（超灵的居所）之门。处于这种状态中的瑜伽士超越了时间（kāla，时间，是按先后顺序排列的，诸如一天二十四小时）和方向（diśā，方向或空间包括十个方向。参照初升的太阳，有东方、东南方、南方、西南方、西方、西北方、北方、东北方，还有上方和下方）。当这两者都被超越，就没有日、夜、时代、劫、东、西等等问题了。

对很多瑜伽习修者而言，这个概念可能比较新鲜。我的思维方式可能是错误的。但帕坦伽利说过，意识的七个层次（tasya saptadhā prāntabhūmiḥ prajñā）解释了智慧

（prajñā[13]）的七个阶段（层面）。它们分别是：

1. 身体；

2. 能量；

3. 头脑；

4. 智力；

5. 经验智慧；

6. 经验智慧精华的融合（本质）；

7. 大我或阿特曼的知识。

帕坦伽利使用了“智慧”（prajñā，般若）这个词。智慧是一种特殊的品质，当思维成熟而清晰，或对最高的完美真知没有丝毫怀疑时，才堪称智慧。因为帕坦伽利要对内在的洞见给出一幅清晰的图景，所以他使用了“智慧”这个词。词语“身鞘”（kośa）指的是自我的覆盖物或盔甲。它们就像洞穴中的洞穴，互相交织和渗透。《奥义书》中提到的身鞘包括粗身鞘、能量鞘等等，宣称有五大身鞘，而帕坦伽利宣称有七重智慧。我们必须探究一下“七重觉知”（saptadhā）这个词。就其本身而论，身鞘并没有明确的划分或界线，因为它们确实相互融合。同样，七重智慧也不能被明确划分，但可以被体验到。比如说，身体、头脑和灵魂（身心灵）无法划分界线。没有灵魂，身体或头脑都无法存在。但有些人可能以植物人状态存活，就像昏迷中的人一样，或者像处于惰性状态中的伽达巴拉塔（人名，Jaḍabhārata[14]）。这是一个真正了悟本性之人的状态。明确的界线并不是一开始就出现的，直到我们逐渐发展到分别智（viveka）的顶峰。

个人的体验随着转化的逐渐发生而改变。同样，进化也逐渐而缓慢地发生。《瑜伽经》承认进化和转化的理论，这一点我已经在讲解宇宙起源的进程时解释过了。

身为瑜伽修习者，我们必须花时间来了解一下这些身鞘和智慧（kośa-s and prajñā-s）。

“净地”（prānta bhūmi）这个词让我们对身鞘和智慧的概念有了些了解。净地的意思是领地、安息之地（或领域）。实际上，身鞘和智慧无法被明确区分，但是可以在一个人自己的体验层面感受身鞘这个领地或领域。正如先前提到过的，根据我的经验，在这种状态或领域中，极乐（ānañdamaya）代表个体意识幻相之身（cittamaya kośa）或经验智慧的平静状态。法身（dharmamaya kośa）吸收了经验智慧中的精华成为了智慧精华身（rasātmaka prajñā kośa）。最后一个是灵鞘。要进入这一身鞘，只能通过清明的良心，亦即正义和美德。由于智慧精华作为本质一直存留了下来，所以有了法身的存在。这精华或本质引领人走向大我，让人能够品尝到大我的滋味。对于个人来说，除了大我别无他物存在。大我在其自身的居所中感受着他自己的存在（tadā draṣṭuḥ svarūpe avasthānam, 1.3）。

正如蜂巢里任何位置的蜂蜜品尝起来都是同样的味道，棕榈糖的任何部位尝起来都是甜的。灵性修习让阿特曼（大我）能够均衡、平等地感受和品尝从身体的任何部位溢出的味道，无论是骨架、细胞、感官、头脑、智性还是意识。于是大我就这样变成了灵体（ātmamaya），祂超越了时间和空间，时空无法束缚祂[15]。

心意鞘的组成

正如我之前所说，肉身是由各种成分组成的，诸如三因素、体组织和三垃圾。同样，心意鞘或心理思维身也有不同的组成成分。

这些成分是头脑、心智、“我”、“我”之形式、意识、良心和大我。所有这些被统称为魂魄（antaḥkaraṇa，内在身体），而身体和感官统称为体魄（bāhya karaṇa，外在身体）。

这些成分作为身鞘存在于人体系统中。无疑，这些身鞘相互交织。但是，它们在人体内造成混乱，则是由于人们掉以轻心和粗心大意。

序号	身体元素	身鞘	智慧
1	土	粗身鞘	身体智
2	水	能量鞘	感官智
3	水	心意鞘	生命智
4	火	智性鞘	心念智
5	风	极乐鞘	菩提智
6	空间	法身	清静智
7	时间	灵鞘	本初智

表 9　**身体元素、身鞘和智慧**

身体的三因素是按照比率高度平衡的。如果一个人的三因素受到干扰，身体就跟着受到干扰，而由于身体受到干扰，头脑也跟着受到干扰。瑜伽和阿育吠陀一致认为，如果其中一条进化线受到了干扰，其他方面也都会受到干扰。事实上，一切疾病的根源都在于高度狂热的“小我”（ego），它削弱了火元素并最终熄灭了它。小我的表现形式为骄傲，它让一个人麻木无情、没有礼貌、不计后果，而且让人变得在某种程度上神志不清，导致身体疾病并最终以精神错乱而告终。小我的其他表现形式有谦卑、礼貌、谨慎、尊敬和自制。小我的正面表现形式无疑可以帮助维持心意鞘的健康。如果意识的某一个方面选择去希望、去感受、去做决定、去下决心、去回忆，那么意识的其他方面也会卷入其中。因此，头脑必须健康。

头脑需要被能量（生命力）和专注的觉知（智慧）激活并填完满。头脑是五大感觉器官和五大行动器官的组合，也包括了生命力和智慧。现代科学认可神经生理学和神经心理学的观念。神经系统有两个表现形式——生理和心理，这一点通过内省人的思想和感受与身体行为的联系就可以理解。记住这些因素，我们需要将头脑从世俗化状态转化为灵性状态。

人的五重性

帕坦伽利选择了“5”这个数字，这让我一直都很惊奇。它形成了一种全然不同的化学。因为我们有五大元素（bhūta-s）[16] 及其亚原子本质，所以我们被赋予了五风（vāyu-s，生命气），辅助之气（upavāyu），以及五大成就之因，即出生（janmaja）、草药（auṣadhija）、咒语（mantraja）、苦行（tapaja）和冥想（samādhija）（参见《瑜伽经》4.1）。此外，我们还有五鞘及头脑的五种状态：迟钝（mūḍha）、散乱（kṣipta）、不安（vikṣipta）、专注（ekāgra）和自制（niruddha）。我们有五种心理波动（vṛtti-s）：正见（pramāṇa）、谬误（viparyaya）、妄念（vikalpa）、睡眠（nidrā）和记忆（smṛti），其形式包括起伏、波动和变相的五种困惑或烦恼：无知（avidyā）、我执（asmitā）、喜爱（rāga）、厌恶（dveṣa）和执着于生命（abhiniveśa）。我们有五个超然阶段，即坚持弃绝感官快乐（yatamāna，坚持弃绝）、努力不受外界诱惑（vyatireka，努力克制）、五感平息但头脑仍在渴望（ekendriya，平息五感）、了悟无上大我不受外界影响（vaśīkāra，如如不动），以及完全免于三德束缚不再担忧自身（parāvairagya，自由无忧）。茹阿玛努佳查尔亚

五大元素	亚原子本质	五风（生命气）	辅助之气	神通之道
土	香	下行气	库尔玛（控制眼皮）	出生
水	味	生命气	克尔卡拉（控制鼻喉）	草药
火	色	平行气	纳伽（控制膈肌）	咒语
风	触	上行气	提婆达多（控制哈欠与睡眠）	苦行
空间	声	遍行气	达纳玛加雅（控制体内粘液）	冥想

续表

头脑的五种状态	五大行动器官	五大感觉器官	五种心理波动	五惑（五大烦恼）
迟钝	手	眼	正见	无知
散乱	腿	耳	谬误	我执
不安	嘴	鼻	妄念	喜爱
专注	生殖器官	舌	睡眠	厌恶
自制	排泄器官	皮肤	记忆	执着于生命

身鞘	五指	五趾	五大人生目标	五个超然阶段
粗身鞘	小指	小趾	道德	坚持弃绝
能量鞘	无名指	无明趾	利益	努力克制
心意鞘	中指	中趾	爱欲	平息五感
智性鞘	食指	食趾	解脱	如如不动
喜乐鞘	大拇指	大脚趾	奉爱	自由无忧

表 10　**人的五重性**

（Rāmānujācārya）承认，人生有五个目标而非四个，即道德（dharma）、利益（artha）、爱欲（kāma）、解脱（mokṣa）和奉爱（bhakti）。

我们有五大感觉器官和五大行动器官，包括每只脚上的五

个脚趾和每只手上的五根手指。（参见上一页的表格）

我已经提到过宇宙起源的进化理论。现在，我们要明白我们个体的宇宙起源。我们必须知道：

1. 如何利用或影响五大元素及其亚原子本质、五大生命气、五种辅助气来发展并达成灵性头脑。

2. 当个体心智陷入五种心理波动和五惑中时，如何让个体心智进化，以及如何让个体意识达到更高的状态。

3. 当感官吞噬身体的每一个细胞时，如何掌控并改变五大行动器官和五大感觉器官（包括五指和五趾），让其不再追逐感官快乐，转向内在的身体。

我们需要练习并学习瑜伽，以便了解五个相互交织的身鞘，并用我们的智能穿透它们。实际上，帕坦伽利是以讲述“灵性头脑是什么”而结束《瑜伽经》的！他说：“人生的四重目标，求知、营生、获得世俗生活的快乐，以及从俗世解脱，是我们每个人生命的一部分。当这四种人生追求得到满足时，自然的法则就回头朝向其源头，让大我得以确立其本身的原始荣耀。这就是灵性头脑。”

圣·茹阿玛努佳查尔亚在四个现存人生追求之上又增加了

一个，他称之为“奉爱修行”（bhakti-prapatti）。尽管看起来这个“五重因子”的概念在此毫不相干，我却看到了它的重要性，因为它既可以让我们下降也可以让我们提升。当我们在超脱的特定阶段上升时，我们也可能在遵循道德戒律时在行动和感官层面失败。帕坦伽利在《瑜伽经》（4.27）中告诫我们这点：“如果我们由于过去的隐藏印象而疏忽大意，意识就会出现缝隙，瑜伽修习者的意识就会受到干扰。”这就像一条裂缝，心理波动和困惑开始再次刺痛意识。这样，我们就不得不重新开始彻底清除这些新生的困惑。如此，菩提智性就会完全脱离小我的束缚。（参见《瑜伽经》4.27,28,29&30）然后个体意识就建立起寂静菩萨地（niruddha-bhūmi），在其中消解其自身。

只要这些因子深植于我们存在的现象层面，我们就无法忽

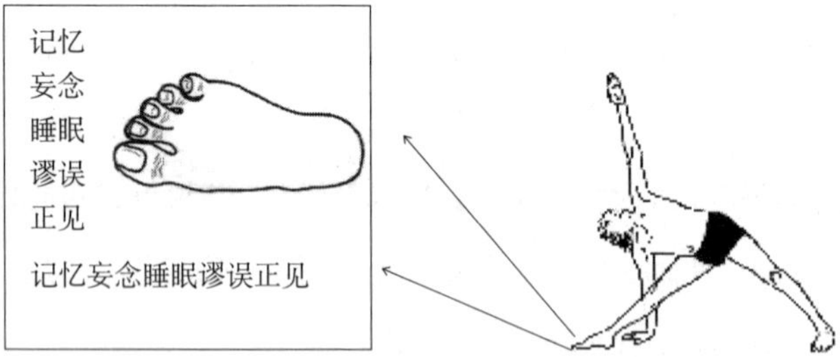

图 1　心理波动可以在三角伸展式中被感受到

视它们。否则，它们就会在灵性头脑的无意识进化进程中成为障碍。

可区分的和不可区分的成分仍然以非显现的形式存在，但在出生时表现出、在死亡时又恢复到未显现的状态。只要一个人还活着，所有这些成分都连接至大我。死后，它们仍然以精微印象的形式继续存在。因此，对头脑的探索者来说，通过练习瑜伽来获得对大我的体验从而理解大我，是很重要的。

当一个人练习瑜伽体位法（āsana-s）的时候，可以感受到心理波动和困惑。比如说，采用三角伸展式（Utthita Trikoṇāsana）。

当做右侧的体位时，无论你是否意识到，每个脚趾都在表达着不同的心理波动：正见、谬误、睡眠、妄念、记忆。

同样，后脚表达的是恐惧的体验，其感受被无明、我慢、贪欲和嗔恚所覆盖。甚至那只握住腿的手都表达

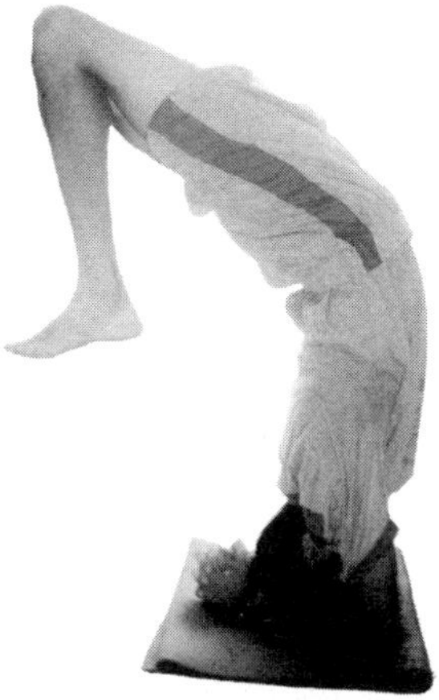

图 2

从头倒立式转换为双腿内收直棍式时，练习者知道地面离脚只有两三尺，但仍然具有对未知空间的恐惧！

着各种痛苦的情绪，而举起的那只手则是表达各种心理波动。

同样，当老师要求练习者朝背部弯曲双腿向下，从头倒立式转换为双腿内收直棍式时，可以注意到心理波动和困惑的阵列进入了练习者的心脏。在弯曲双腿之后，脚离地面大约两到三尺。头顶地面，练习者知道地面离脚只有两三尺的距离，但他看不到地面。可是你瞧，奇迹中的奇迹！在那个时候，在那个练习者的头脑中发生了什么——对未知空间的恐惧！

从已知到未知，人会感到恐惧（尽管未知是可感知的），不能看到看不见的空间，就好像它超出了已知的范围。这样，一场艰苦的战斗就发生在自觉和不自觉之间。已知的和未知的区域被触摸，然后重新调整，以便让身体受到更少的伤害。虽然练习者从头倒立式转换为双腿内收直棍式时感觉到了外层空间，恐惧感却不允许身体去触碰外层空间，因为恐惧在头脑中制造了混乱。在这种恐惧和困惑的情况下，练习者没有方向感地将双腿掉到了地板上。如果头脑和眼睛在游荡，而不是把自己与身体联系在一起，混乱和不稳定就会发生。如果眼睛和头脑相互联系，那么身体就会毫无畏惧或困惑地落到地板上。有些人可能会轻松地落下双脚，而另一些人则绝望地躺倒在地。

当老师引导并鼓励学生慢慢地弯曲双腿时，练习者冷静下来，逐渐克服恐惧，也逐渐了解这个未知的空间，于是轻松地把脚放在了地板上。

我想说的是，当这种情况发生时，当一个人知道双脚和地板之间的距离可以触及却还有恐惧时，你会认识到，要在有限的身鞘内触及无限的灵魂是多么困难。

人们通常认为，如果一个人控制了头脑，就可以控制感官。从理论上来说，这看似正确。但实际上，通过体位转换的这个例子可以看出，感官的作用更加强大。事实上，五大行动器官和五大感觉器官对头脑拥有这样一种神奇的力量，它们会触发并拉扯头脑在它们感兴趣的需求、雄心勃勃的欲望和快乐方面协调与合作。看看在从头倒立式转换为双腿内收直棍式时，感官是如何不允许头脑去协调的，或者是如何控制体位去完成上述运动的。

当一个人练习任何体位法或呼吸法时，会在连续的四种状态中进步：初阶（初学者阶段）、二阶（开始了解身体的功能或运作），接着是三阶（习得技能阶段），最后是大圆满阶段。如果一个人做体位法或呼吸法时，根据身体、感官和头脑的愿望而机械地进行，那么身体也许在练习，但头脑已经游荡到了别处。如果一个人要让自己安住于身体之中，那么就需要以一种特定的方式让每一个行动器官和感觉器官，以及头脑都牵涉其中（致力于灵修次第），而这就是不刻意地练习调心。

在初阶，不同的体位法对不同的感官和头脑的处理可能不同。但是在二阶和三阶，做体位法、呼吸法和冥想（禅定）时，全部十大感官和头脑（第十一种感官）的激活和确立是必要的，甚至呼吸都必须和谐。在练习体位法、呼吸法和冥想时，眼睛所见、耳朵所闻，以及舌头的位置，还有鼻孔的通畅和呼吸的感觉都扮演着重要的角色。

例如，在手到脚掌式和锁莲式，抓住脚或脚趾；在头倒立式中让心智从大脑延伸到脚趾；在神猴式中腿和躯干的空间和方向感。所有这些都会在练习中带来一种巨大的愉悦和兴奋感。无论是练习战士第三式还是神猴式，在做向上敬礼的动作时，为了指尖相触，练习者必须知道在这两个姿势当中需要多少空间，因为对空间的感受是有变化的。正如外界有巨大的可感知空间，内在也有一个巨大的可触空间。在练习这两个体位法中向上敬礼的姿势时，练习者可以感受到这两个动作之间的空间差异（包括内在和外在空间），与此同时，一个人能体会到头脑和生命能量的巨大伸展。

同样，在灵性修行中，身体、头脑和能量必须与小我（个体灵魂）整合，这样，小我在其整体性中会弥漫至其边界。

很多人在练习体位法、呼吸法和冥想时，问题在于把身体、头脑和感官当作客体，也把它们作为客体使用。例如，在

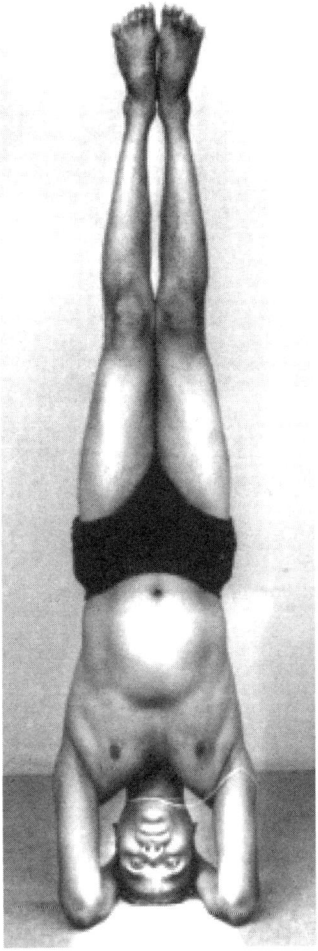

头倒立式
Śīrṣasana

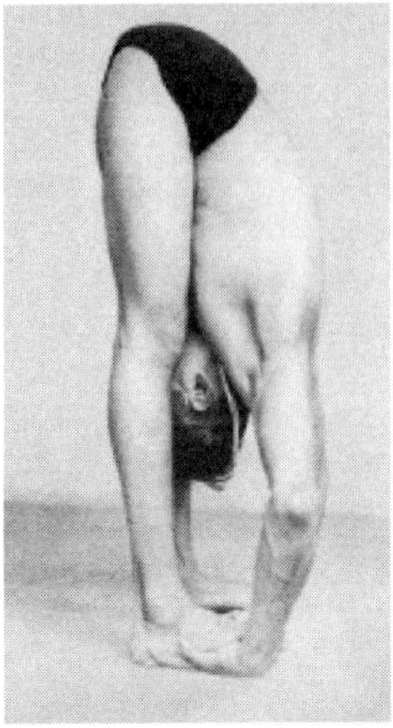

手到脚掌式
Pāda Hastāsana

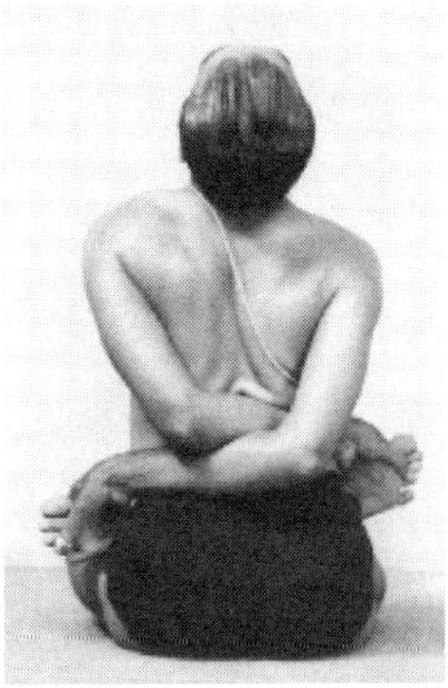

锁莲式
Badda Padmāsana

图 3　不同的瑜伽体位

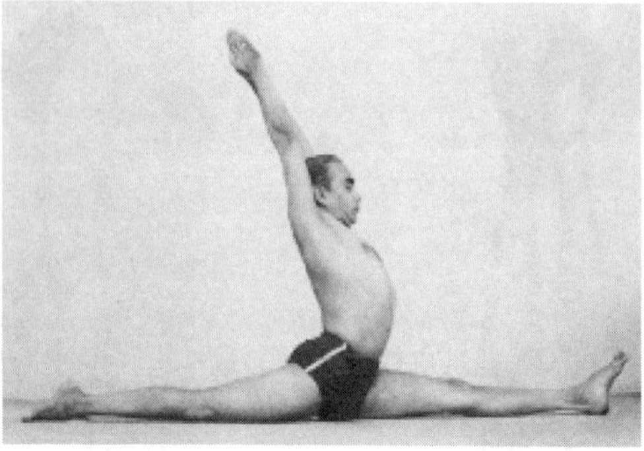

图 3 **神猴式** Hanumanāsana

做体位法时，我们把身体当作一件客观事物；在做呼吸法时，我们把呼吸当作一件客观事物；在做冥想时，我们把灵魂当作一件客观事物。我们想一想，如果在做体位法时把身体当作主体，做呼吸法时把呼吸当作主体，冥想时把小我当作主体，那么这种把客体转化为主体的方法赋予心智以整体感。这种整合状态绕过了感官、头脑、心智和意识，让小我直接牵涉其中。这样，做体位法时，身体成为主体，小我涉入其中。在那一刻，身体变成了小我，也因此成为主体。以呼吸作为主体练习呼吸法和以小我作为主体练习冥想时，也会发生同样的事。这是做瑜伽的正确方法，瑜伽戒律会变成一个人自身的义务，成为求道者的本性（svadharma）。这会带来极乐。

主奎师那给了我一条涉及身体的线索。他说："尽管死亡是注定的，但人不得不遵循他的本性。本性不应该被放弃，身体是注定要跟随本性而行动的。”

我们不应该在练习时抛弃这种本性。在实践中，如果我们粗心或傲慢，就感知不到感官和头脑的力量，以及它们与体位法和呼吸法之间的联系。通常，当我们做瑜伽时，我们的感知并不正确，因为我们把身体看作客体。为了发展心智的觉察力，即使是心理概念也必须被带到可感知的层面。人对从未见过，也未体验过的灵魂的看法是自相矛盾的。另一方面，人们也从未想起过，作为感知工具的身体是可以被看见、被感受、被体验和触摸的。因此，我们不仅需要明白如何从身体及其组成成分中获得自由，也要明白如何从心理波动、困惑、生命能量等交织成的网中获得解脱。为此，我们必须像遵循业力法则那样遵循瑜伽的本性，因为那是最接近灵性之心的。

M

A

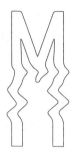

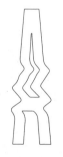

第三章

头脑（MANAS）

头脑的居所

头脑既存在于我们之内，也存在于我们之外。这个头脑具有两面性。当内在的头脑开始与外界客体接触时，它与感官的联合被称为“第十一种感官”。感觉器官与行动器官一起让头脑卷入，确立它们与外界的接触。当这同一个与世间事物混迹在一起的头脑被卷入身体内部时，它就变成了内在头脑。作为意识一部分的头脑，即为内在头脑。

由于感官对头脑和世间事物强大的神奇力量，头脑与感官陷入了享乐之网。当头脑在外物之网中时，它就变成了第十一种感官。当头脑转向内在，它就朝靠近意识的方向移动，并将其自身从外在头脑转变为内在头脑，变成了内在的工具。

因此，头脑扮演双重角色，即外在头脑和内在头脑。

头脑的双重角色

当头脑与外在感官联合时，它的角色就是外在头脑。而当它接近心智和意识时，它的角色就是内在头脑。

体位法对头脑的作用

当帕坦伽利谈论体位法的效果时，他说：“tataḥ dvandvaḥ anabhighātaḥ (2.48)[1]。”他认为，体位法帮助停止头脑的二元

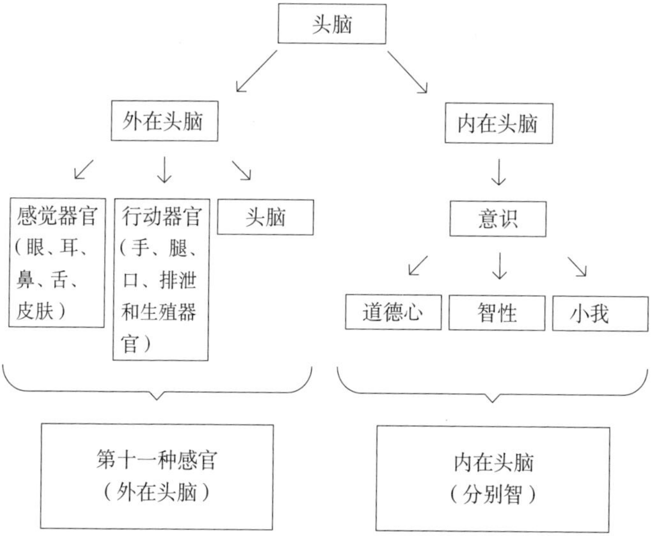

表 11　**头脑的双重角色**

性，并将之转化为单一性的头脑。头脑是本性的一部分，它蕴含着本性。《瑜伽经》实际传达的意思是，二元性的出现是由于本性和灵魂的结合，或者说是观者与所观的结合。完美的体位法修习止息了头脑的双向运作。经由这种本性与大我的结合，头脑产生的困惑被消除。换言之，大我和本性之间的二元性停止了。

《瑜伽经》也说明了体位法在连接主体（观者）和客体（所观）时是如何扮演其角色的。体位法帮助整合了身体、行动器官、感觉器官、头脑、心智和意识，与“观者—所观”一起成为一个单一整体，让灵修者从意识的扩张状态朝向灵魂的扩张状态，点亮真正的大我之光。对于这个真理，《瑜伽经》如是说：“prayatna śaithilya ananta samāpattibhyām[2]。”将身体当作客体是费力的。如果这同一个身体变成主体，小我就与身体合一，而费力感也自行消失，小我在体位法中显现。这是真理，也是小我的真正扩张。在这种状态中，练习者体验到身体的平衡、头脑的平静，以及小我的仁慈。这就是对体位法的精通。在这种状态中，头脑转变为内在头脑。求道者必须打破头脑的条条框框，让头脑、心智和小我在所有体位法的锻炼中延伸至全身各处。阿特曼均衡地弥散在全身各处，就像水在地板上自然蔓延。如果练习者像我说的那样练习瑜伽体位法，那么我确信他一定会感受到阿特曼在身体内无处不在。

这样，在切合实际的方法和瑜伽戒律的帮助下，作为第十一种感官的头脑从它与行动器官和感觉器官的结合中转向，当头脑通过正确的方法与心智和意识相连时，它就转变成了内在头脑。当它逐渐连上并与内在感官（智性、意识和个体小我）整合时，它就从第十一种感官变成了内在头脑。这个内在头脑或那个与意识相融的头脑，与接近感官的头脑相比在级别上有所不同。接近身体的头脑与接近意识的头脑是不同的。例如，当一个人做以下体式时，器官和感官反转，于是开始慢慢看向身体内部。这些体位包括头倒立式、肩倒立式、犁式、背部伸展式、上弓式、鸽式或肘倒立后弯式。

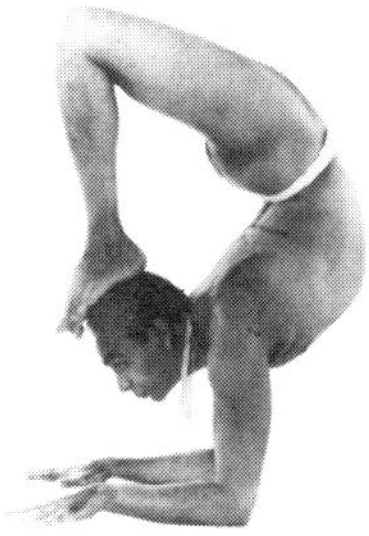

肘倒立后弯式
Vṛścikāsana

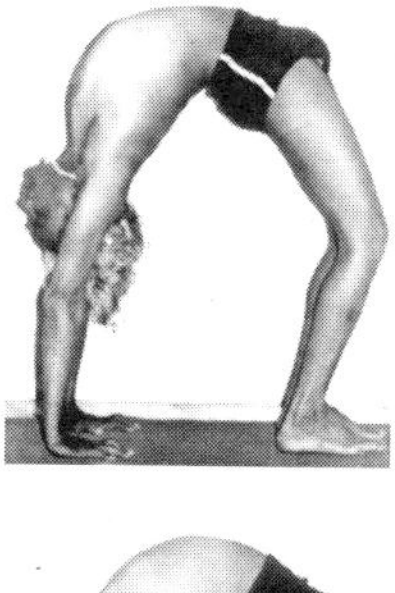

上弓式
Ūrdhva
Dhanurāsana

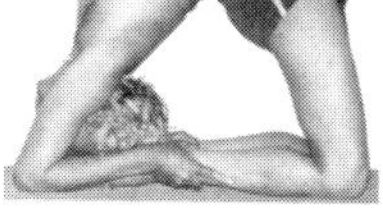

鸽式
Kapotāsana

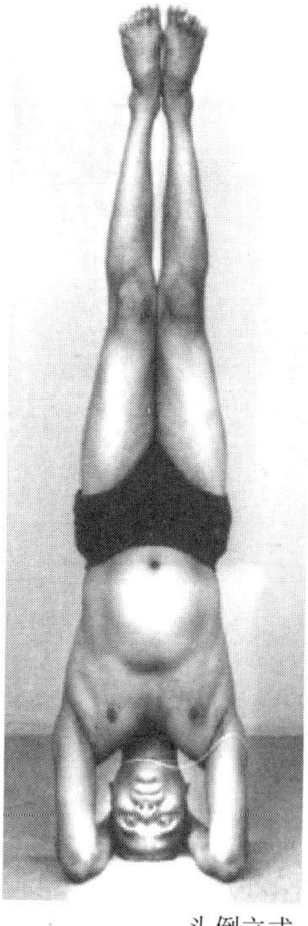

头倒立式
Śīrsāsana

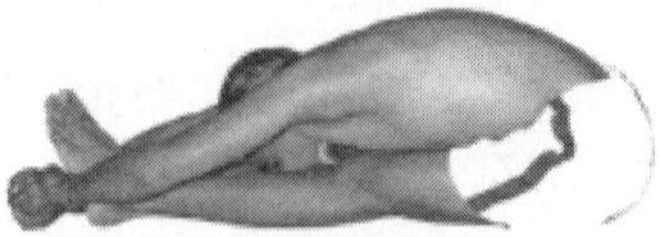

背部伸展式
Paśchimōttānāsana

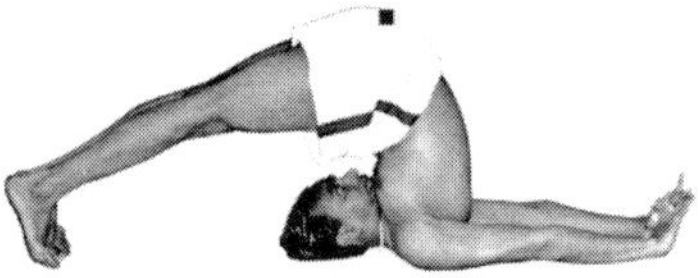

犁式
Halāsana

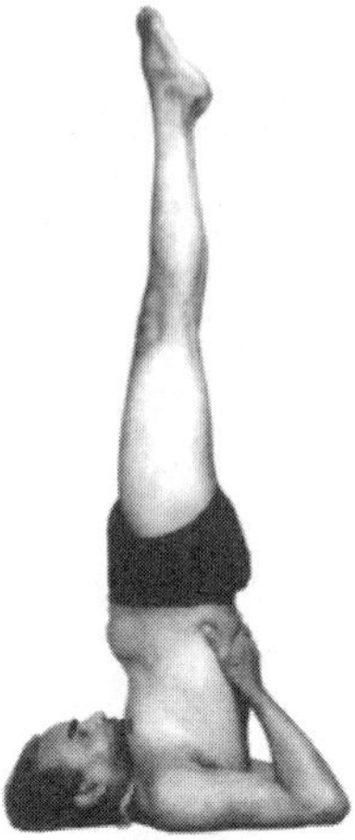

肩倒立式
Sarvāṅgāsana

图 5　**瑜伽体位**（注意：在所有这些体位法中，器官和感官都向内看。）

感官的退化让头脑回头，朝向意识和小我的方向前进。大海与海中的波浪是不同的。在这个实践阶段，头脑逐渐免于波浪的束缚，变得稳定而平静，就像无波的大海。同样，意识和心理波动是不同的。如果说意识是大海，那么它的运动就是波浪。正如大海的波浪与大海是一体的，头脑与意识也是一体的，无论它朝向身体还是意识。如果大海是安静的，那么就不会有波浪；或者说，没有大海就根本不可能有波浪的存在。意识也同样如此。如果没有意识就不会有心理波动[3]。意识就像大海，而头脑的内容就像大海的波浪。正如无数的光芒从太阳中散发出来，一簇簇思绪、感觉、情感、意愿也从头脑中涌出。

身体是头脑的粗钝形态。同样，头脑是意识的粗钝形态，意识是小我的粗钝形态。身体像头脑和小我一样神秘。所有这些都很难理解，却具有理解的可能性。接近身体的头脑体验着身体的苦与乐。如果一个人能理解这些，并通过体位法的修习将头脑渗透到身体深处，那么头脑就会自动采取反向旅程，朝向不朽的大我。只有在这种状态中，一个人才能理解并意识到头脑的更高、更精微状态。

为此，必须小心地进行体位法的修习。修行可能开始于物质躯体，但它不应该终止于仅在身体上的尝试。如果这样的话，那么练习者也许会很容易停滞不前并放弃练习。这种情况就不该称之为瑜伽体位法，而仅仅是一种身体锻炼。在帕坦伽利看来，这样的事情既不被期待也不被认可。练习体位法的同时必须联合所有的身体，包括粗身、头脑、智性和阿特曼。于是，作为健美体操的体位法将头脑转变为痛苦的头脑，而同样的体位法也会变成心灵的修行。小心地练习体位法，让身体在体位法修习中成为头脑的媒介，以便使头脑在其完整性中去理解它自己。

头脑的各个面向（方面）

身心（身体—头脑）复合体就像一颗钻石。钻石有很多切面，将光线折射向四面八方。类似，身心复合体也将“光”投向各个方向，或者像树干往不同的方向伸出树枝一样，身心复合体也向各个方向伸出树枝。

它们包括：

1. **生物头脑** 这个头脑是最普遍的，存在于一切种族当中，与食物、恐惧、睡眠和生殖相关。在人类中，这个头脑不仅仅是生物头脑。根据灵性经典，拥有自然生理、自然心理、心理灵性的人类身体，其脊髓内部有脉轮（cakra-s），就像脊柱外的神经丛一样。

2. **物质头脑** 在此，身体作为头脑的媒介，认知苦、乐、感官知觉和性等等。瑜伽经典说，这与海底轮（mūlādhāra cakra，根轮）相关。

3. **感官头脑** 这个头脑收集对周围客观事物的知识。它与生殖轮（svādhiṣṭhāna cakra，腹轮）相关。

4. **世俗头脑** 这个头脑和大脑以及神经元一起，发出有意识的念头。这与额轮（lalāṭa cakra）和索玛轮（soma cakra）有关。索玛轮位于大脑（下丘脑）的中央，让大脑保持冷静。

我们都知道，大脑有两个半球，左半球和右半球。在灵性记忆中，头脑存在于正中央，连接左右半球，是二者之间平衡的因子。

由于眉心轮和顶轮恰好位于这两个半球的正中央，一个在底部另一个在顶部，所以我们理解瑜伽修行者的建议，将注意力集中在这两个区域。在这一阶段，它就变成了超世俗的头脑。

5. **器官头脑** 每一个器官，如肝脏、脾脏、胰腺、肠道；每一个系统，如呼吸系统、循环系统、消化系统、排泄系统、生殖系统，所有这些都有效地影响我们的头脑。器官头脑的源头是脐轮（maṇipūraka cakra）。太阳神经丛位于脐轮的上方，它在身体里产生能量，维持新陈代谢所需的热量。如果新陈代谢速度减慢，那么头脑也跟着慢下来。

序号	脉轮（丛结）	头脑的面向	头脑的属性
1	蛰伏中的脉轮	生物	创造倾向
2	海底轮	物质	自然倾向
3	生殖轮	感官	理解倾向
4	脐轮	器官	发散倾向
5	太阳神经丛	代谢	发散倾向
6	幻海	心理	意识倾向
7	心轮	心理	意识倾向
8	喉轮	道德	道德倾向
9	眉心轮	支配	从世俗向超越世俗转变的倾向

续表

10	索玛轮	世俗	世俗化倾向
11	额轮	世俗（掌握命运）	从世俗转变为超世俗的倾向
12	顶轮	超梵之居所	通过解离的合一让意识获得解脱的倾向
13		生命力	能量

表 12　头脑的各个面向（方面）

6. **道德头脑**　与道德心相关，人们在此培养和发展出一颗有礼貌、有教养的心灵，由喉轮控制。

7. **潜意识头脑**　潜意识头脑的核心以潜意识念头的形式运作[4]，是心理性的头脑。灵性经典说，意识就住在心的居所里（hṛdaye citta saṁvit）。因为头脑是意识的一个层面，头脑的居所就是心，所以也可以认为心是大我的居所。这由幻海轮（manas cakra）或心轮（anāhata cakra）控制。

甚至肉身的心脏，即心脏器官都与头脑有很大的共振。瑜伽识别出掌控呼吸作用的头脑，并重点强调呼吸和头脑是一个硬币的两面。

8. **能量头脑**　呼吸和头脑密切相关，帮助瑜伽修行者提升，从世俗头脑转变为灵性头脑。《哈他瑜伽之光》第四章说：

indriyāṇām hi manonāthaḥ manonāthastu mārutaḥ /mārutasya layo nathaḥ sa layoadamāśritaḥ //[5]

(H.Y.P.,4.29)

当呼吸没有规律时，头脑就会四处漫游。如果呼吸稳定，头脑也会变得安静。因此，据说控制呼吸可以让头脑安静。

它还说：

yadā saṁkṣīyate prāṇo mānasam ca pralīyate I
tadā samarasatvam ca samādhirabhidhīyate II

(H.Y.P.,4.6)

当生命力被控制，没有波动时，如屏息时，头脑会逐渐专注于大我。这种和谐的状态被称为三摩地（samādhi）。

将之与帕坦伽利的说法对比：

bāhya abhyantara viṣaya ākṣepī caturthaḥ

(H.Y.P.,4.51)

在这种恒定的头脑中，意识超越了小我的层面，一切念头（包括内在和外在的）自行停止而不用深沉冥想。

它又进一步说：

pavano bādhyate yena manastenaiva badhyate I
manaśca badhyate yena pavanastena badhyate II

(H.Y.P.,4.21)

一个控制了呼吸的人，就控制了头脑。而一个控制了头脑的人，就控制了呼吸或生命力。

mano yatra vilīyet pavanastatra līyate I
pavano līyate yatra manastatra vilīyate II

(H.Y.P.,4.23)

头脑安静之处，生命力就不再波动。而生命力不再波动之处，头脑就安静了。

解释过呼吸和头脑的密切关系之后，让我来介绍一下头脑的其他面向，其基础是充满了生命力的头脑。

甚至帕坦伽利都在修行篇（Sādhana Pāda）52 至 53 节中说：

tataḥ kṣīyate prakāśa āvaraṇam ;
dhāraṇāsu ca yogyatā manasaḥ

(Y.S.,2.52-53)

生命力不仅移除了笼罩在知识和智性之上的乌云，还转化了头脑，让其发展出专注力。

9. 开悟中的头脑　在我们的身体中，有太阳能量和月亮能量在不断流淌。这两条主要的能量通道被称为：太阳脉（solar）和月亮脉（lunar），分别起始于右边和左边鼻孔，并在脊柱处相互交叉。神经系统里的能量交替在它们之中流淌，产生热和冷、主动和被动的态度、欢乐和哀伤、渴望和满足、烦躁和兴奋、扬升和平定等等。当这种能量的交互本性得到适当平衡时，它就变成了被过滤后的能量。这种过滤后的能量进入中脉（suṣumnā nāḍī），不会陷入头脑的二元状态中。这种能量和头脑的平衡状态可以通过专注地练习体位法来调整。这样，那些“二”就显现为“一”。

10. **惯性头脑**　这个头脑决定了个体的想法和行为。在思考和行动的过程中，它陷入习惯和常规之网。

11. **遗传学头脑**　这取决于种族、阶级，并决定我们头脑由什么构成当前生活背后的信条。

12. **命定头脑**　这个头脑的基础是我们的业力，它以宿业（prārabdha karma）和积集业（saṁcita karma）的形式存在。潜在的前世印象在很大程度上决定了当前的头脑状态。当前的思维定势基本以那些印象为基础而形成。

13. **头脑的五种能量**　身体有五种生命气，即生命气、下行气、遍行气、上行气、平行气，相应也有五种头脑能量。弃绝之心或呼气让大脑和神经平静；能量头脑或吸气让身体充满能量，遍在之心让头脑保持纯净，移除了来自懒惰本性的沉重；放下之心提升头脑，让它变得光明；平衡之心让头脑保持稳定、平衡而又活跃和积极。

14. **属性头脑**　具有惰性和激性属性的头脑是世俗头脑，

而具有悦性的头脑是灵性头脑。三德影响头脑，或者头脑被三德影响或感染。

15. **无私的头脑**　这个头脑不受三德的束缚。它超越了三德，因此这是最高的，或者说是最佳的和最高尚的头脑状态。这个状态的头脑逐渐联系上了灵魂，并重新安住于灵魂的居所之中。在此，头脑体验大宇宙（宏观世界）或小宇宙中的梵卵（brahmāṇḍa）。

头脑的所有这些不同面向给予我们一条线索，即，头脑是一个永不停歇的工具，既可以让人的心智得到发展，也可能损害它。

头脑可以造就或损害人

《吠陀经》《奥义书》《往世书》和《薄伽梵歌》都同意一个观点，那就是：仅仅头脑本身就可以提升或摧毁一个人。一个人的自身是被提升还是被毁灭取决于头脑，我们需要从灵性层面教化头脑。我在前面解释头脑的几个面向时谈到了身体、生命能量、业力、生命气、脉轮和三德，就是为了过滤并净化头脑这个目的。看看《薄伽梵歌》（6.5）的说法：

主奎师那说：“一个人要靠自己的努力提升自己。他不能贬低自己。一个人的小我可以作为朋友而行动，同一个小我也可能成为他的敌人。”

《薄伽梵歌》中这句话表达的意思是，像我们这样的普通人，仅仅头脑就可以提升或贬低自己。理由很简单，头脑可以让人进步，也可以损害一个人而导致退步。因此，对一个人来说，让头脑变成朋友或敌人是可能的。

看看《毗湿奴往世书》中所说的：

头脑既是让人受束缚的原因，也能让人解脱。

帕坦伽利的修行篇中也有同样的说法。

本性的三种属性，即惰性、激性和悦性，还有其进化线、元素、头脑、感觉器官和行动器官永远是为服务人类而存在的，其目的要么是世俗享乐，要么是解脱、自由和至福。

头脑联系世间客体（所观）和主体（观者）。如此，它可能会让人陷入感官享乐之网并贬低他（世俗化），也可能会将他从短暂的享乐之网中提升，让他体验到永恒的极乐（解脱）之光。

《瑜伽经》与《薄伽梵歌》和《毗湿奴往世书》一样，也表达了这个隐藏含义：在通往灵性成长的道路上，头脑既可以造就人，也可以摧毁人。在真正的极乐状态中，“我”和“我的”之感都已消解，因为一个人已经体验到了纯粹的“我是（我存在）”，（意识存在）没有贴上“我”和“我的”之标签。

下面这句来自《瑜伽经》的经文，也暗示了这个观点：

> 伴随认知型冥想而来的是理解、明辨之智、极乐和“我是”之感。（《瑜伽经》1.17）

在求道的过程中，“我”或“我的”之感一直都可以感觉到。在极乐中，“我”和“我的”之最初印象逐渐淡化，变得无倾向性，不再执着于“我”。然后就体验到了纯粹的存在状态。在这个状态中，人能够明确地从“我”和“我的”之中区分出真正的大我。

实际上，头脑渗透在心智、情志和灵性之间，卷入了整个意识、潜意识、无意识和超意识状态的进程中。

如此，这火元素，这“意识所成身”（manōmaya kośa）恰恰位于正中央。因为它具有非常强大和有效的疗愈力量，所以，如果能审慎而明智地发挥其作用，就可以转化一个人。像正义的天平一样，心智（intellectual mind）必须明智地权衡每一个念头和每一个行动。

头脑从头到脚包裹住整个身体。头脑不工作的时候，就处于休眠状态。当我说："注意你的大脚趾底部"，你的意识马上就出现在那里了。不是吗？因此，头脑于身体中无处不在。但它在身体中有四种状态：沉睡状态、略显状态（薄弱）、隐匿状态（备用）和全显状态（完全活跃）。

帕坦伽利解释说，在这四种状态（沉睡、略显、隐匿、全显）中的任何一种当中，仍然存在着五种痛苦（或烦恼）：无知、我执、喜欢、厌恶和对生命的依恋，或者说对死亡的恐惧。甚至在产生心理波动、烦恼或障碍时，人都可以感受到这四种状态。与身体相连的头脑，在进行瑜伽修行的时候也能体验到这四种状态的改变。

身体是小我的领地。仅仅在身体里，我们就可以看到上述四种状态。在进行体位法和呼吸法训练时，练习者可以正确地感知到身体的某个部位而感知不到其他部位，或者有的部位正确或错误地活跃着。头脑可能会忘记身体的某个特定区域，或者对身体的某个部位缺乏意识，也可能会警觉地无处不在。在练习体位法、呼吸法、冥想或禅定时，练习者必须学着去识别出所有这些头脑的全警觉状态。五大烦恼、五种心理波动和障碍，以不同的方式影响身体和头脑。因此，在思考连根拔除这些烦恼、波动和障碍的不同状态之前，一个人必须至少要希望削弱它们。

头脑经历四种状态，这四种状态分别是醒、梦、睡和第四态。在这四种状态当中，第四态可以通过瑜伽修行来达成。在这四种状态中，头脑所在的位置是不同的。

通常来说，在清醒状态下，头脑存在于大脑中。所以，医学上说大脑是头脑的居所。在做梦的状态中，头脑位于颈部或喉部。正如许多做梦的人描述的那样，他们在梦中感到窒息，或抱怨头痛、颈部疼痛或头脑沉重。在睡眠状态中，头脑安居于心脏。在用镇静剂进入深眠后，许多人起床时都会感到大脑沉重，大脑要花一些时间才会变得轻松和活跃。当一个人拥有纯粹的深睡时，就会感觉到光明，这是在睡眠受干扰时所感觉不到的。这暗示头脑在睡眠中是居于心脏的。在三摩地或第四态的灵性状态中，头脑安住于大梵或宇宙灵魂的居所。

醒	清醒状态	意识状态
睡	睡眠状态	无意识状态
梦	做梦状态	潜意识状态
第四态	完全专注	超意识状态

表 13　**意识的四种状态**

前面提到过意识的四种状态，在睡眠或昏迷中感知到无意识状态，在梦中感受到潜意识状态，在清醒时感知到意识状态，在出神或专注中感知到超意识状态。在超意识状态中，头脑失去了其二元性，变得具有宇宙性，不受任何束缚。

第四章 头脑的转化

头脑的本性变幻莫测，它难以理解也难以把握。阿朱那问主奎师那：“头脑不安、混乱、顽固而强大。它就像风一样难以征服[1]。”（参见《薄伽梵歌》6.34）对此，主奎师那说：“无疑，头脑是不安和难以控制的。但是，通过练习和无欲，是有可能掌控头脑的。”

帕坦伽利也说，心理波动、烦恼和障碍可以通过练习和不执着来制服。

让我们通过瑜伽的练习法来看看这两个方面。看看这些方法如何帮助一个普通头脑转变为灵性头脑。或者换言之，个体头脑如何转变为宇宙头脑。

练习和弃绝

练习（abhyāsa）和弃绝（vairāgya）是相互关联、相互交织的。在练习中有弃绝，在弃绝中有练习。正如马的缰绳两端都要抓住，练习和免于欲望的自由（或弃绝欲望）正是通过瑜伽要抓住的两端。没有练习，弃绝是不可能的；没有弃绝，练习是不可能的。

像鸟儿的翅膀一样，瑜伽的双翅也是一个硬币的两面。正如鸟儿没有翅膀无法飞行，在瑜伽领域，要将感官头脑转变为灵性头脑，练习和弃绝都是必要的工具。

在瑜伽修行中，如果没有宗教性和灵性，修行就是不成熟的，只是不完整的练习，因此不可能实现自我了悟的目标。

练习

首先，为了走向弃绝，真诚的练习必须引导一个人朝不执着的方向前进。实际上，练习必须在弃绝中终结，弃绝也必须在练习中终结。为了感受到内心的障碍、控制思绪，让痛苦止息，练习是首要的。

帕坦伽利在修行篇中以清晰的术语精确地解释了练习的重要性：

nimittaṁ aprayojakaṁ prakṛtīnaṁ varaṇabhedaḥ tu
tataḥ kṣetrikavat

(Y.S.,4.3)[2].

首先，农民建造田埂来蓄水，让水一块一块地浸润田地，以使土地变软，便于彻底灌溉。然后犁地锄草。这样，当洒下种子之后，他会得到最好的收成，享受劳动果实。身为求道者的我们，必须遵循农民的守则“犁地”，即通过体位法和呼吸法清除杂草——心理波动、障碍和烦恼，这些是在我们的物质或灵性成长中阻碍我们的杂草。我们必须充分地“犁地”，从身体到意识，消解身为灵魂反光的小我。于我而言，这才是真正的练习或灵修。

弃绝

Paramāṇu paramamahattvāntaḥ asya vaśīkāraḥ

(Y.S.,1.40) [3]

当一丝不苟地进行练习时，弃绝就随之而来，仿佛无穷小的粒子，以及最好的事物都在他的征服之下。如此，一个人就脱离了执着和欲望，达成了纯粹的状态。

弃绝就是免于一切事物和念头，不沾染丝毫世俗的色彩。这意味着摆脱情欲的自由。最终，这意味着摆脱了本性。帕坦伽利在《瑜伽经》中如是说：

当本性的最精微层面——意识——消融在本性当中，它就失去了全部的印记，变得纯净。这就是最终和完全弃绝的状态。（《瑜伽经》1.45）

瑜伽词汇“进化”和“回归”适用于练习和弃绝。如果说练习是进化型的，弃绝就是回归型的。练习是一种进化型的灵修，其过程伴随记忆之流，朝向远离本性中的惰性、改善自身的方向前进，其目标为悦性（光明）。这就是进化型的修行。

弃绝是回归型的修行。在弃绝中，一个人训练自己对抗本性的念头之流，逆转这个从悦性起步的进程，让本性通过大我的光明力量得到升华。为了让这个进化型和回归型的修行发生，求道者需要知道本性的运作方式，它如何让一个人陷入心理波动、烦恼和障碍中，并阻碍回归之路。

为了深入探究这些因素，我们应该知道并理解头脑的各种状态和功能。

头脑的五种状态

正如我先前提到过的，我们的头脑有五种状态，即愚蠢或无知、散乱、分心、专注、受控或克制。典型的心理波动、烦恼和障碍的发生都是根据头脑的状态。

五种心理波动

心理波动有五种：正见、谬误、妄念、睡眠、记忆。（《瑜伽经》1.6）正见是直接和正确的经验性知识，它是稳定的，不会改变，不需要纠正。谬误是不正确的知识，它的产生源于傲慢和疏忽大意。妄念（幻想）是心智想象的产物，或因幻想而生的把戏。基于睡眠和记忆的知识，也属于心理波动形式。

前两种心理波动是直接的。正确和正义的知识是必不可少的，因为它可以经由直接的认知和逻辑推断被证实。而且，那些已经体验过的人也可以证明这一点。

妄念具有两面性，它既可以是错误的知识，也可以是正确的知识。在某种程度上，妄念可以让一个人迷失在幻想里，无法回归现实。当想象的力量带着高度理智和成熟而升起的时候，妄念也可能是正确的。例如，曾经某人可能有过在天空飞行的念头，后来科研基础得到了发展。

在睡眠中的感觉也是一种知识。在深沉、无梦睡眠中，一个人是无念的。这样的睡眠让人忘记自己和周遭的一切。它不会产生悲伤、快乐、目的关系、身体或精神波动。在这种状态中，一个人感觉不到任何感受。只有当他从深睡中醒来后，他才会说，他睡得很好。当一个人说自己睡得很好的时候，说明他在睡眠中有觉知。这是真正的自我。睡眠给予了一种知识，人在睡眠中是没有束缚的。在这种深睡状态中，一个人脱离了一切念头、担忧、焦虑、周围环境、事件等等。睡眠中的这种感觉让人可以在完全清醒时也激发出这种状态。然后，在清醒状态下的这种体验给人的内心带来了极乐。

记忆的力量非常有价值。如果我们好好想想那些不好的、不想要的、不幸的回忆，然后，在清醒状态下我们可以连根拔除它们，代之以好的、想要的、幸福的念头。如果我们忘记了出现在回忆中的一切，那么想象一下阿尔茨海默症的患者，他们无法将自己与周遭环境联系起来，从而完全失去了方向感。这五种心理波动全都可以帮助头脑受到教育，以便练习者小心谨慎并正确地看穿头脑的方方面面，这样他就可以体验到灵性头脑。

五种烦恼（痛苦）

五种烦恼分别是无知、傲慢（其行动常常冒充灵魂）、喜欢、厌恶和恐惧。这些烦恼扰乱了各层身鞘中的和谐。

在无知中，非永恒之物被当作了永恒，令人不快的事物被当作了令人愉快的事物，不神圣和不纯净的事物被当作了神圣和纯净的事物。在追逐那些给予快乐的体验时，人们没有意识到这些活动是以不快乐而告终的。

一个人也许知道，所有这些都是短暂的欢愉，却还是沉溺其中。这是因为缺乏真知。我们知道，一切事物都是短暂易逝的，但我们并不试图寻找那不会消失的、真实的和永恒之物。我们混淆了大我（真我）和小我（假我）。当我们称呼自己为“我”的时候，这个“我”并不是灵魂，因为这种“我”的感觉会逝去，但灵魂还在。同样的，喜欢和厌恶涉及欢乐和悲伤，而这是相对的。再一次，尽管我们清楚地知道有生也有死，但我们还是认为我们将永远活着，并理所当然地认为一切都永远属于我们。我们是如此执着于生活，仿佛死亡并不存在。这难道不是我们的一种无知吗？这样的思考或理解方式是由于缺乏正确的判断力，而这会带来烦恼（痛苦）。

障碍

除了心理波动和烦恼之外，还有九种障碍，其表现形式有四种。这四种表征让头脑无法理解其真正的功能。

头脑通常将它自己与身体、感官、行动器官、心智、小我和意识相联系，也会卷入每一个行动（业）。头脑有探究意识中每件事的习惯，它可以让一个人受束缚，也可以给予一个人解脱，而且它可以干涉障碍的制造。

帕坦伽利在修行篇中罗列了这些障碍：疾病、迟钝、怀疑、疏忽、懒惰、陷入感官快乐的圈套、虚幻的观念或错误的看法、缺乏毅力并喜欢逃避、身体里的不快、沮丧和不稳定并存、呼吸不规则或呼吸困难。所有这些因素都会让头脑分心，无法理解它自己。每一个行动背后都有各种念头，例如：我们为什么这么做？如何做？等等。念头升起于目的，目的受到惰性和激性的污染，惰性和激性表达出愤怒、欲望、贪婪、放纵、骄傲、嫉妒、焦虑、担忧、执着，等等。由于我们的贪婪、愤怒和迷恋可能是温和的、适度的或激烈的，它们导致了暴力的错误思想和行为，无论是自身直接做的，还是被允许去做的，都会让这些障碍变得更加严重。其结果就是无尽的痛苦、悲伤和遗憾。头脑按其意愿干预每一个行动，它有积极面也有消极面。积极面就是内心平静而充满希望，消极面就是心情变幻无常而绝望。由于这些障碍，头脑可能发展出绝望的情绪。为了从消极转变为积极，求道者必须稳固灵修的根基，必须一心一意地坚持练习。

障碍阻止了修行的步伐，也只能经由修行被根除。

所有这些无尽的、半信半疑的行动和念头都取决于头脑的思维进程，而头脑的思维进程是基于不同属性（三德的组合）的。这些属性有：黑暗惰性、黑暗激性、黑暗悦性、微暗惰性、微暗激性、微暗悦性、光明惰性、光明激性、光明悦性。

这些头脑的干扰因子有不同的排列组合方式，它们必须通过瑜伽这个工具加以纠正。瑜伽显示出了一条道路，跨越悲伤，建立起一座通往纯净无染之极乐的桥梁。

超越

瑜伽修行无疑可以让个人化的头脑转化为宇宙头脑。由于头脑的旅程是从一个虚弱的头脑转变为宇宙头脑，这意味着头脑必须经历进化进程中的进化和回归。

在《瑜伽经》当中，“头脑”出现在五个地方。首先，帕坦伽利谈到了头脑的形式：

duḥkha daurmanasya aṅgamejayatva
śvāsapraśvāsāḥ
vikṣepa sahabhuvaḥ II

(Y.S.,1.31)[4]

接着，他谈到了如何让头脑专注于其自身的稳定：

viṣayavatī vā pravṛttiḥ utpannā manasaḥ sthiti
nibandhanī II

(Y.S.,1.35)[5]

自制的练习让求道者具备“见道”（ātmadarśana）的资格，因为练习者的头脑充满了悦性，心智得到净化，头脑变得纯净，感知也会跟随净化后的头脑变得纯净。简而言之，求道者确信敌对的力量会受到他的控制。

纯净的头脑可以接受培养，保持欢乐的状态。《瑜伽经》(2.53) 中表达了这个意思：dhāraṇāsu ca yogyatā manasaḥ[6]。

他确信，通过呼吸法的锻炼，头脑变得有节制，能够专注，能够对单一目标保持警觉和专注。最后，《瑜伽经》(3.49) 中这样说道：tatah manojavitvaṁ vikaraṇabhāvaḥ pradhānajayaḥ ca[7]。他下结论说："二元性的头脑可以转化为单一性的头脑，因为个体头脑融合或消解在宇宙头脑、宇宙心智或宇宙心当中。"然后，如主奎师那所言，头脑变成了阿特曼的朋友。帕坦伽利间接指出了同样的状态，说明头脑会逐渐进步。

帕坦伽利显示了如何有教养地使用行动器官和感觉器官，让头脑逐渐沉淀下来，从对外在世界的思考转向内在世界或灵魂国度。

第一阶段，持戒。帕坦伽利引导求道者将自己的品质培养为非暴力、诚实、不辜负他人的信任、忠贞和不贪婪。

第二阶段，内制。遵循清静的戒律、发展知足的心态、带着热情去灵修，这会让求道者脱离身体的外层（皮肤）转向最内层（灵魂），随着自我探究、对神的奉献，一个人获得了无染的喜乐（saumans）。随后，带着这种无染的喜乐，他必须练习体位法和呼吸法，以便进一步遵守戒律。这样，头脑就具备了专注凝神的条件。

虽然进行了规律、热切、宗教性的修持，障碍还是会出现。障碍会出现在灵修之道上的任何阶段。尽管付出了各种努力，由于个人自身的业力、无知、错误或疏忽，灵修还是可能会失败。当失败和退步来临时，头脑会经历消沉沮丧的情绪，这被称为悲伤（daurmans）。因此，一个人需要保持头脑开放、欢喜，同时受到控制。帕坦伽利说，灵性戒律可以治愈沮丧的头脑。灵性之道就像木菠萝（菠萝蜜），这种果子的外层满是毛刺，但里面却甜美多汁。

经由接受并练习瑜伽，头脑可以进化到无染喜乐的状态，没有执着感，却有超然感。通过持戒和精进，让头脑做好准备，喜欢上修行。求道者通过持戒和精进、体位法和呼吸法训练头脑，从而学会控制头脑。没有作为第一法则的宇宙意识的干涉，本性安住于无心理波动的平稳状态。个体头脑被训练去打破二元性头脑的桎梏，发展出头脑的专一状态。在这个阶段，头脑变成了“宇宙头脑”。这就是个体头脑变成宇宙头脑的过程。

这代表着，在感官和灵魂之间扮演双重角色的头脑已经转变为专一性头脑，将其自身从感官的魔力中解脱出来，转向意识和灵魂。由于感官位于面部，离大脑很近，大脑被它们监禁，处于活跃和忙碌的状态。当一个人达到头脑的稳定状态时，大脑保持被动而警觉。这就是大脑的禅定。

树苗的种子

一切众生的存在都是由于大我——作为生物核心的灵魂。没有了大我，本性无法移动分毫；没有了本性，大我也无甚用处。如果说大我是种子，那么本性就是树苗。种子非常小，但从这粒小小的种子中长出了整棵大树。类似的，头脑之树出于种子——灵魂。

如果说阿特曼是种子，那么它的第一棵发芽的树苗长出了两支分杈，成为了二元性头脑或二元性意识。

从本质上来说，头脑可以起到抑制的作用，也可以起到展示的作用。如果头脑的一部分保持抑制的状态，另一部分外显，那么当它抑制的时候，就与心智和大我混合在一起；当它外显的时候，就与五大感官和五大行动器官混合在一起。在转型期的状态中，头脑变成了第十一种感官。在这个状态中，它吸引并拖拽小我与感官混合。一旦这棵树成长，种子就不再处于“种子形态”。但是，树的生机勃勃表明了种子的存在。灵魂也是同样的情况。如果树存在，种子必定存在。这个状态可以比作处于心理波动中的见证状态。正如种子成长为树，观者也将其自身表现为：大我、心理波动和所观。瑜伽修行让我们去寻找“种子”——存在的核心。

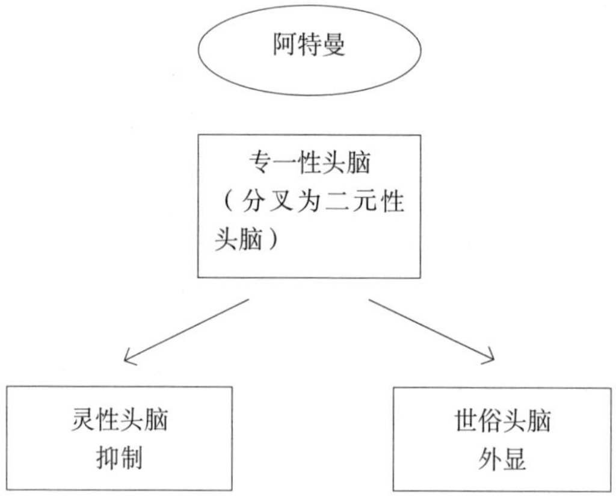

表 14　**专一性头脑分支为二元性头脑**

第五章
瑜伽修行

瑜伽如何影响头脑

探讨过头脑的两个面向之后，让我们看看瑜伽是用什么方法转化头脑，让它重新安住于自身的纯粹灵性极乐状态中的。

有趣的是，帕坦伽利如此陈述灵性科学：heyaṁ duḥ kham anāgatam (Y.S.,2.16)[1]。

这意味着，这个方法也是一种预防性的方法。已经存在的痛苦可以被连根拔除或减少，而稍后可能出现的痛苦，如障碍等，可以通过遵循灵性戒律、培养和储存预防性的能量来避免。这能量帮助消减那些尚未被觉察到的痛苦。据说，预防比治疗更好，坚持瑜伽练习可以照顾到未知的、可能出现的痛苦。大多数痛苦、烦恼、悲伤、压力都可以避免。

帕坦伽利如此评价这个纠正的方法：

tat pratiṣedhārtham ekatattva abhyāsaḥ

(Y.S.,1.32)[2]

这句经文建议修行者纠正一切偏差，无论这偏差是属于他们的身体还是思维进程，亦或是错误的练习方法。这样，才能重新让头脑平静下来。

然后谈到疗愈：samādhi bhāvanārthah kleśa tanū karaṇārthaśca (Y.S.,2.2)[3]。疗愈的练习根除一切障碍，减轻痛苦，并产生能量去忍耐，这样头脑就可以保持活跃并变得平静和稳重。

从那时起，瑜伽修行实际上在指引练习者的头脑朝向阿特曼。

我们知道帕坦伽利的八步瑜伽：持戒、内制、体位、调息、摄心、凝神、入定、三摩地。这是稳定五大行动器官和五大感官的方法，它慢慢在身体里培养健康的感觉，让头脑和心智变得坚定，根除骄傲和小我并净化意识。这样，一个人就能体验到心智的绝对纯净状态，相当于纯净的大我。这就是通过瑜伽修行而获得的完美头脑[4]。

我们需要记得，关于八步瑜伽最重要的是，无论《瑜伽经》中提到了什么修行，八步瑜伽都覆盖了瑜伽修行中的粗钝和精微层面。例如《瑜伽经》中提到的内在修行[5]、弃绝修行[6]、方便随缘修行[7]、持咒修行[8]、专一的修行[9]、意识的扩散修行[10]、三摩钵底修行、清净印记修行、克利亚瑜伽修行、三摩地禅定修行、削减痛苦的修行、意识转变修行、身体转变修行、习性消除修行、独立于三德的修行，等等。除此以外，还有业力修行、智慧修行和奉爱修行。八步瑜伽内在于所有这些修行之中。所有这些各种各样的修行都意味着纠正情感、心智和天生的弱点。这些都是为了拔除自因性、先天性和失衡性障碍。这些都是为了让“野蛮的头脑”或“无教养的头脑”转变为“灵性头脑”，让头脑变得文明，培养它获得宁静与神性。

帕坦伽利从“瑜伽行动法则”开始阐述，最后下结论说：经过培养、打磨、净化和圣洁化的头脑等同于灵魂。

帕坦伽利在第一章中间接解释了瑜伽的这八个方面，还在第二章直接详细介绍了它们。我将试着向你们呈现修行篇中对八步瑜伽的含蓄介绍和详细介绍，以便你们对八步瑜伽修行法有清晰的了解。

例如，经文：

śraddhā vīrya smṛti samādhiprajñā pūrvakaḥ itareṣām

(Y.S.,1.20) [11]

可能上下文说的是三摩地，但这也可以应用于练习的每一个阶段。信心、热情、无法磨灭的记忆和三摩地智慧是对真知的了悟。为了坚持八步瑜伽的修行，一个人需要信心。通过让头脑安住于大梵和梵行中，就会获得热情。记忆力是一个工具，让头脑变得专注，而三摩地智慧则是基础，对于尚未离开世俗头脑的人而言，从头到尾都需要这个智慧。

如果在灵修中下定决心坚持精进，那么瑜伽的这四个方面（信心、热情、记忆力和智慧）就很容易确立起来。

持戒（Yama）

帕坦伽利阐述的五戒分别是：不暴力、不说谎、不偷盗、不邪淫、不贪心。

"持戒"这个词语让我颇感兴趣。看起来，我们大家都受到暴力和激进的掌控，都很精明并擅长说长道短，都喜欢私吞财物，喜欢寻欢作乐，而且还很贪心。那些生活在这些头脑状态中的人，不知不觉并间接地成为了谋杀他们自己的杀手。

持戒（Yama，阎罗王，阎魔）这个词正是死神的称号。很可能帕坦伽利不得不刻意使用"阎魔"这个词语表达这样的意思：那些对抗伦理道德法则的人，毁灭了他们自己的人生。因此，了解并练习持戒非常重要。

许多戒律的说法都是不要做什么。但实际上，这些戒律显示了一个人在日常生活中应该做什么。

帕坦伽利建议求道者采取不激进或非暴力的道路，而非暴力或激进。他希望我们变得清明，发展言语、思想和行为上的诚实，而不是精明、市侩。当今的知识界，剽窃之风相当猖獗。帕坦伽利让我们培养不偷盗的品质，不要辜负他人的信任；贞洁而不要欺骗，满足于自己所拥有的而不要诡计多端，变得贪婪。

这五条戒律必须努力遵守，才能成熟，达到正义的状态，体验到何谓美德。

因此，持戒是让人去做什么的方法而非不做什么。这是一种内在的练习，即使头脑可能坚持让器官去除它不道德的想法，练习者也应该聚起力量让身体器官拒绝行动，拒绝与头脑的自私念头合作。

看起来帕坦伽利介绍了瑜伽的两个方面，即持戒和内制必须首先进行，以发展出相宜的生活状态。然后，他继续介绍瑜伽修行的其他六个方面。在我看来，瑜伽行动的这两个方面是一个基础，可以培养一个人懂得生活的真正艺术。

在我看来，后六个方面属于练习方法，是两种三昧法（saṁyama-s），分别是外在整合与内在整合。如果说粗身鞘、能量鞘和心意鞘（头脑的外在面向）是外三昧，那么内在头脑，即智性鞘和喜乐鞘就是内三昧。

体位、调息和摄心一同构成了三昧法的外在面向，整合练习者的外在层面。另外三个练习方法，凝神、入定和三摩地则是三昧法的内在面向。

在进行体位、调息和摄心的练习时，练习者通过应用、关联和纠正而整合全部六个面向。这就是“识”（分析、实验和体验）。凝神、入定和三摩地作为内在面向是个人化的，就像“法”（dharma）。因为对灵魂的视见是直接的感知，所以这被称为吠檀多哲学。在此，存在的是无可表达的体验。

行动器官和感觉器官不仅与头脑相连，而且也与道德心（良心）相连，并通过它们与小我相连。由于头脑、良心和小我之间的这种紧密联系，这些器官和感官拥有是否听从它们的力量，可以决定与当前的头脑合作还是不合作，听从良心的指引还是不听从。

圣雄默哈玛·甘地（Mahātma Gandhi）是《薄伽梵歌》和帕坦伽利《瑜伽经》的热切追随者。当他遵循非暴力和真理而生活的时候，他让自己的感官不去与头脑中的念头合作。这些念头有的是本能的激进，有的是不诚实、偷盗、放荡和占有欲。经由这种个人化的对感官和头脑不合作的体验，必定让他产生了灵感，开启了与英属印度的“不合作”运动。

实际上，从某种程度上来说，持戒和内制是不可分的。换言之，如果一个人持戒，那么就必定会内制；如果一个人内制，就必定会练习持戒。如果说持戒是塑造行为举止和性格的过程，那么内制就是展示自律的方法，以建立并遵循戒律。持戒和内制的修行让人能够发展信心、热情、生命力和道德力量等等。

内制（Niyama）

关于内制，帕坦伽利给了我们遵守什么和不遵守什么的选项。他要求毫不犹豫的行动。

1. **清净**（Śauca）　清洁身体和头脑即为清净。如果任何反对持戒的念头升起，头脑就必须得到净化。如果念头被暴力、不诚实、偷盗、淫邪和贪婪污染，那么就表示需要清净（净化）。

2. **知足**（Santoṣa）　意为满足和快乐。信心可以给予满足感，对抗混乱的头脑。不偷盗是隐藏在知足当中的。满足会给予无比的喜悦，而喜悦会反过来给予身体和心智上的力量——能量。这种喜悦（sukha，乐受）不会让一个人产生执着的乐受。

3. **苦行**（Tapas）　这意味着自律，通过自律，身体、头脑和感官上的所有不洁都被摧毁殆尽。这条戒律对于体位、调息和摄心来说是不言而喻的。这一点，当一个人在修行上进步时是可以感受到的，它也与真理很接近。

4. **研读经典**（Svādhyāya）　这表示自我学习，也表示研习经典以便增强灵修的信心。读经和梵行是齐头并进的。这也代表去理解神圣音节“奥姆”(āuṁ)。持咒修行也包括在理解神圣音节当中。研读经典帮助发展清晰的记忆，这样求道者就会抛弃不想要的记忆或妄造的记忆。研读经典帮助求道者获得成熟记忆的种子。

帕坦伽利定义记忆为“言语和行动未经修正的回忆”:

anubhūta viṣaya asaṁpramoṣaḥ smṛtiḥ

(Y.S.,1.11)

应该理解其最真切的含义。

smṛtipariśuddhau svarūpaśūnya iva
arthamātranirbhāsā nirvitarkā II

(Y.S.,1.43)

当记忆被净化之后，意识就失去了对其的认同，然后它就变得不再喜爱分析。 (《瑜伽经》1.43)

记忆通常是头脑用来储存头脑记得的、体验过的、回忆起来的东西。累积起来的体验不过就是记忆而已。三摩地篇

（1.20）中提到，记忆（记忆）对于支持、发展和加强灵性头脑是必要的。在三摩地篇（4.9）当中，帕坦伽利确认，如果一个人在前生完成过瑜伽，那么这些潜在的印象就会帮助灵性头脑在正确的时间浮出水面。例如，在《神能论》中关于业力的经文这样说：

saṁskāra sākṣātkaraṇāt pūrvajātijñānam

(Y.S.,3.18)

对头脑中的印象所集成的观念进行冥想，就会了解前生的生活。（《瑜伽经》3.18)

而且在第二章中是这样说的：

aparigrahasthairye janmakathaṁtā saṁbodhaḥ

(Y.S.,2.39)

当一个人坚定地持守不占有，就会获得关于存在的目的和方式的知识。（《瑜伽经》2.39)

这些经文确实指出，练习者是从前世和业力开始继续前进的。他们将直接拥有感知能力（呈现记忆成就智）。通过遵循不执着的戒律，当贪婪的占有欲消失的时候，前世和来世的画卷就会展开。

记忆和业力关系密切。以记忆的形式存在的潜在印象会在无寻三摩地（nirvitarka samādhi）中脱落。如此，头脑也会跟着记忆消退[12]（Y.S.,1.50），通向无种三摩地（nirbīja samādhi）。这就表明，这种三摩地智慧必须通过克利亚瑜伽（Y.S.,2.1）和内制[13]（Y.S.,2.32）来觉醒，并达到三摩地状态[14]（Y.S.,1.23）。

为了神性（Īśvara praṇidhāna），对大梵的记忆有助于发展出臣服的感觉，并导向对三摩地智慧（samādhi prajñā）的觉知。持戒开始于非暴力（不杀生），终止于不贪婪（不执着），对物质世界和享乐的渴望从未停止。只要执着不止息，三摩地智慧就不会浮出水面。因此，上帝十分遥远，尽管他就在心中，非常之近。

看看在三摩地篇中所描述的这些情绪（倾向）是如何与持戒和内制相宜的：通过培养对幸福的珍惜、对苦难的慈悲（Karuṇā）、对美德的喜爱（muditā，喜他）和对恶行的淡漠（upekṣā，舍），头脑（或心灵）变得纯净（参见《瑜伽经》

1.33）。一个人可以感受到持戒和内制是如何隐藏在这两种情绪波动当中的。这句经文表明，要对那些欢乐和表现愉快情绪的人友善。慈悲的意思是，对那些处于悲伤当中的人心怀同情。对拥有美德之人表达欢快和欣赏，即“喜他”。淡漠的情感即“舍”。邪恶的人可能只配受到责备和忽视，但是，瑜伽修行者努力改善他们之后，就显示了淡漠的情感。首先，瑜伽修行者应该发展出的品质有非暴力、满足、同情、诚实、友善和无恨，学会欣赏他人的美德，并为他人的美德而感到高兴。当一个人在练习中取得进步的时候，体位法（体位）和呼吸法（调息）有助于纠正一个人的行为，改善人品，并使他变得睿智。

如果仔细研究这句经文，就会发现所要修持的五戒（非暴力、诚实、不偷盗、不淫邪、不贪婪）都包含在友善和慈悲这条当中。而所要保持的五条内制法则（身心清净、知足、追寻真理的强烈渴望、从皮肤到内心仔细探究自身并臣服于上主）都包含在喜他或愉悦当中。

为了清洁身体的所有组织、器官、各种系统，并让头脑知足，无数的体位法被引进。这样，一个人就能友善地对待身体。而当身体能照顾好它自己时，就允许头脑去体验隐藏在无数层灵魂当中的无限存在。然后，才开始表现出对身体的淡漠。

不幸的是，哲学家的态度是忽视和否认身体及其戒律。我们必须里里外外地清理身体，让它照顾好自己，从而改变这种态度。身体并不会永久存在，它会消失，这的确没错。然而帕坦伽利也没有否认身体需要净化这个事实。

他确实说过："把世俗事物当作永恒的，把不洁的事物当作纯洁的，把感官快乐当作灵性的，这是无知。"（参见《瑜伽经》2.5）瑜伽经起初就表明，身体是短暂的、不洁的、给予痛苦的，而且是没有自我的，而人们则把它当作永恒的、纯洁的、给予快乐的。这是纯粹的无知，是要克服的一大障碍。

我们知道，身体终有一死。那些建议我们否认和忽视身体的哲学家，陷入了执着和嫉妒，而这恰恰与身体和头脑相关。

毫无疑问，在某种程度上，执着于身体是必须的。当身体受到训练，被调整得和谐时，就可能显示出对身体的不执着。当它能够照顾好自己的时候，就能够帮助一个人去追求并获得修行上的知识和智慧。修行者要记住的是，一个人不可能终结于无身状态[15]（参见《瑜伽经》1.19），因为这导向见到本性，而非见到阿特曼或无种三摩地。

因此，我觉得身体不应该被忽视，而应该通过自律（苦行）被净化。帕坦伽利也建议修行者通过苦行净化身体和感官[16]（参见《瑜伽经》2.43）。这样，练习就不会让人走向无身状态，而是转向正法、法相、无相状态[17]（参见《瑜伽经》3.13）。

由于苦行包括了持戒、内制、体位、调息和凝神，所以此练习会让人获得平静[18]（参见《瑜伽经》3.56）。

我们中大多数人都执著于世间的享乐，因此，“远离对身体的执着”这条建议可能就是针对这一点的。

对身体保持淡漠，意思是远离世间的享乐以及对享乐的执着，但不要远离对灵魂国度的追求。如果身体不强壮、不洁净，我们如何追随灵性的智慧呢？所以我认为，修行并不是要忽视身体。相反，要忽视的是对世间的享乐和成就的渴望。我们所需要的是不执著于世间的快乐和超自然力量（神通），而且在追寻自我的道路上，身体和心理上的健康也是必要的。因此，身体不该被忽视，但是也不该被滥用。

世俗快乐和神通力，让人远离主要目标——解脱（kaivalya）。

关于解脱的基础，我认为帕坦加利有明确的理由引入体位法和呼吸法，以免人陷入世俗诱惑或超自然力量。

与之相反的是，当灵修者以正确的心态训练、休养、调整身体的时候，她（他）就不会滥用身体的力量，而是会让身体的力量转向解脱之道。

帕坦加利并没有否认对身体的照顾，而是建议正确地使用它，带着正确和崇高的目的——见道（阿特曼）。

体位（Āsana）

帕坦加利阐明了舒适的姿势（sthira sukham āsanam,《瑜伽经》2.46）是体位法的特征或法性，也是体位法的最终感受。如我所说，如果金匠要把旧的首饰打造成一个新的，他必须首先将之溶解为黄金。

存在于每一个组织、韧带、骨骼、关节以及头脑中的五大元素的每一部分，都必须处在不干扰身体的位置，不去扰乱身体中的骨骼、肌肉和器官的运作。

修行者身体的每一部分都必须处在“不参与”的位置，就像尚未被做成首饰的黄金。让我们以山式（Tāḍāsana）为框架或基础来了解一下。

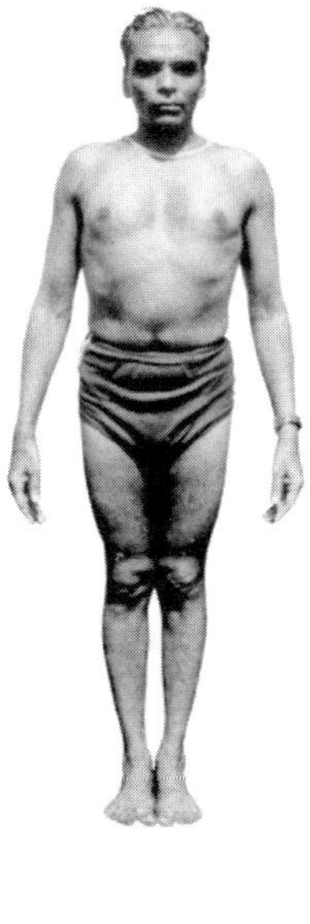

图 6　山式 Tāḍāsana

在山式中学习身体各个部分的位置。无论练习哪种体位法，身体的四肢最终都保持在其自然位置，和山式一样。甚至必须观察、研究并调整头脑和心智的感受，让其平静，以便它们在身体当中不费力并且安适。

我把每一个体位法都看作灵魂的点缀。因此，在练习体位法时，我建议每个人都在最后的阶段一遍又一遍地重新调整身体，以保持身体的基本架构和成分不受到影响。这就是舒适的姿势，它不过是每个体位法中身体的真正自然状态。

只有在《薄伽梵歌》中，人们才能找到主奎师那定义体位法的做法，并解释每一个体位法的特征和正确做法：

> samaṁkāya śirogrīvam dhārayan acalaṁ sthiraḥ I
> saṁprekṣya nāsikāgraṁ svaṁ diśaś cā 'navakolyan II
>
> (B.G.,6.13)

> 辨认头部和躯干的中央部位，身体的左边和右边必须在水平线和垂直线上都调整到与中部平衡，并保持身体的稳固和笔直，同时目光不要游移。
>
> (《薄伽梵歌》6.13)

我以山式为例来阐明这一点。研究山式中身体各个部分的位置，而且，无论你练习了什么体位法，在最后阶段都要调整所有的肢体、头脑和心智的感觉，仿佛身体每一部分的位置都和山式是一样的。

调息（Prāṇāyāma）

在三摩地篇（参见《瑜伽经》1.33）中，帕坦加利介绍完慈、悲、喜、舍（maitrī, karuṇā, muditā, upekṣā）之后谈到了呼吸法的一个方面：我确实认为，头脑的这些品质与持戒、内制和体位法相近。否则我要提问："他是如何通过1.34[19]直接达到调息技巧的呢?"这里有一个等式便于大家理解：慈、悲、喜、舍=持戒、内制、体位法。

"舍"（upekṣā）这个字的意思是对身体淡漠或不偏不倚（中立）。起初，要对身体加以注意，以达成每一个体位法的完美。当每一个体位法都做到完美之后，身体就能自行保持健康。在这之后，我们继续练习体位法，把身体当作头脑的媒介来使用，以便头脑去探索大我。

然后才有可能跟随呼吸法，将能量导向正确的用途。

pracchardana vidhāraṇābhyāṁ vā prāṇasya

(Y.S.,1.34)

轻柔呼气之后的呼吸暂停，帮助练习者驱散消极和忧伤。（《瑜伽经》1.34）

尽管这种类型的呼吸法无疑更适用于高级瑜伽练习者，但在修行篇中，帕坦加利在第 49 至 53 句经文中解释了呼吸法的技巧和作用。

他说："当完美完成了这一步，下一步就是调息。"（参见《瑜伽经》2.49）他以"完美完成了这一步"开头，这清楚地表明，呼吸法的练习要在精通体位法之后。

因此，经文表示："慈悲喜舍奠定了八步瑜伽中持戒、内制和体位法的基础。"

他介绍了呼吸法的步骤，如何学会有规律地吸气和呼气，因为人们的呼吸往往是混乱的。

他解释了呼吸的三个动作，分别是延长了的、规律的、精确的吸气，呼气，以及吸气及呼气后的屏气。

当学习这种刻意的呼吸法时，他建议：

bāhya ābhyantara viṣaya ākṣepī caturthaḥ

(Y.S.,2.51)

心念的控制超越了内在和外在的领域，是第四层面——最重要的。（《瑜伽经》2.51）

这种呼吸法超越了上面所描述的呼吸三个动作，引导一个人朝向不费力、不刻意的呼吸。

在此，一个人体验到无念的冥想状态，或头脑的无思维深思状态。在这种状态中，既没有关于主体的思维，也没有关于客体的念头。在所有的《瑜伽奥义书》中，这种状态被阐述为“止息”。

这些呼吸法移除了遮盖智慧的面纱，允许内在的智慧之光闪耀。“以这种方式，那遮蔽光明之物被摧毁”。（参见《瑜伽经》2.52）朝向“如此，头脑变得适合于专注”。（参见《瑜伽经》2.53）他的意思是，呼吸法让头脑变得成熟，变得专注。在我看来，他的意思是呼吸法将外在头脑转变为内在头脑。

首先，我们学习体位法，让身体和头脑变得稳定，然后学习呼吸法。它意味着产生能量并将其储存在肺当中。但是练习者不该忘记，与之一起，体位法必须引导能量到达身体的各个部位，以保持身体处于充满活力的健康状态。这样，练习者才能继续追寻人生当中更崇高的阶段。

正如普茹首塔玛·罗摩（Puruṣottama Rāma）的祖先跋

吉罗陀国王（King Bhagīratha）接受主希瓦（Lord Shiva）的祝福，被从天堂带到地球的恒河边[20]，无论到哪里他的身体都跟随着他。我们修行者也必须练习体位法，将血液和能量根据我们的意志带到身体末端，以滋养它们，并保证每一个身体组织都处于神圣的纯粹健康状态。

如此，体位、调息、持咒和凝神给予我们提示：呼吸是宇宙性的，不像头脑那般是遗传性的。

正如能量与智慧相近，反之亦然。专注于呼吸，会让一个人体验到念头不断流动的单一状态和头脑的无念状态。就像火车的轨道，保持头脑和意识的这两种状态同时运行。这就是培养头脑时呼吸法的优点。

摄心（Pratyāhāra）

解释完呼吸法之后，帕坦加利又谈到了摄心。他说：

viṣayavatī vā pravṛttiḥ utpannā manasaḥ sthiti nibandhanī (Y.S.,1.35)

更高层次的感官活动可以导向心灵的平静。

（《瑜伽经》1.35）

建议让头脑专注于一件它喜欢的东西，以获得稳定性。并通过观察保持这种稳定，通过重新调整来提升这种稳定性以达到完全专注。

对我这种致力于单一念头练习的人来说，这句经文也是一个证明。单一念头练习，是反映身体各个部位的念头以便充分了解身体，这样灵修者所追寻的就实现了。摄心的这种状态通往凝神（专注）——瑜伽的下一个阶段。

凝神（Dharaṇa）

当头脑保持觉知，不与感官相混淆，感官也不与感官的印象相混淆，自我觉察之花就盛开了。（参见《瑜伽经》2.54）随之而来的结果是对感官的完全控制。（参见《瑜伽经》2.55）这两句经文引导我们如何让感官和头脑转向，去了解智性、意识、内在和自我更精微的方面。再一次，一个认识到生命能量与内在自我之间独特关系的人，就会变得全知全能。（参见《瑜伽经》3.48）他在这句经文中解释了感官与意识和自我的内在部分之间的联系，这样修行者就可以从对世间事物的执著当中解脱出来。

他在三摩地篇中用两句经文解释了凝神（专注）：“没有悲伤的光明状态”（参见《瑜伽经》1.36）和“那些已经不再冲

动的人可以被当做头脑专注的对象”。(参见《瑜伽经》1.37)前一句是让头脑全神贯注于没有悲伤的光明状态、光明的观念或神圣的物体。后一句是让练习者跟随那些开悟的圣人，这些圣人已经从欲望和执着当中解脱了出来。

在《瑜伽经》第三篇第一节中他说：“专注(凝神)代表头脑的坚定。”他希望修行者将头脑和意识固定于身体内在或外在的某一个焦点上，这样可以帮助头脑稳定。

入定（Dhyāna）

从这里开始，他谈起了入定，以发展成熟的心智和强大的洞察力——无上的智慧。(参见《瑜伽经》1.48)通过圣人和圣徒的话语或权威圣典，我们可以学到知识。但是，想要获得智慧只能通过过滤人生经验，直到最后阶段经验的精髓不再动摇或改变。无论一个人是在睡、梦还是醒态，这种经验性的智慧，一定会在念头、言语和行为中不断流转。

> 或者依靠梦和睡眠的知识。　　(《瑜伽经》1.38)
>
> 或者通过按照要求的冥想。　　(《瑜伽经》1.39)
>
> 不间断地专注于觉知即是冥想。
>
> (《瑜伽经》3.2)

帕坦加利希望灵修者坚定不移地保持专注于觉知的稳定状态，就像油从一个器皿倒入另一个器皿中，平滑地流淌而没有猛烈的波动。这能让他忘记自己的本相（svarūpa），小我。这种新的状态就是三摩地。

三摩地（Samādhi）

当记忆被净化，头脑仅仅作为客观对象而闪耀其光芒，这就被称为“无争”。（《瑜伽经》1.43）

解释过入定之后，帕坦加利解释了三摩地体验的方法。在三摩地当中，普通的头脑被逐渐转变为超然的头脑（参见《瑜伽经》1.40）：一个精通瑜伽之人的意识可以从最细微的原子扩展到无限大。

让我们来看看另一句经文。帕坦加利说，当记忆得到净化，由于它的沉重，因为它的成熟，不知不觉间它就掉落了（卸下了记忆中的负担）。请看经文：

然后，意识开始明辨，朝向解脱。

（《瑜伽经》4.26）

这句经文的意思是，由于意识的成熟，它被引向观者或灵魂。由于其重量，由于其自身的引力，它掉落在了灵魂的膝头。这将求道者引至无争状态（svarūpa śūnyatā，本相空）的体验。（参见《瑜伽经》1.43）

他再次重复了何为三摩地：在冥想中，只有对冥想对象的意识，而无对自身的意识时，就是三摩地。（参见《瑜伽经》3.3）作为试金石，本相—有相（svarūpa-sākāra）的失去（无我相），或大我不再被小我遮蔽，让头脑和意识变得谦卑，因为谦卑是通向平等观（samadarśana）的入口。

由此，我们每个人都能理解要如何进行修行，让我们的头脑稳定，将向外和外显型的头脑转变为向内和克制型的头脑。

从三摩地到解脱（From Samādhi to Kevalāvasthā）

在《剃发奥义书》中也详细解释了克制型和外显型的头脑和意识。（3.I.1-2）两只小鸟一起坐在一棵大树上。一只小鸟不停地从一根树枝挪到另一根树枝，啄食各种不同口味的水果，有的酸、有的苦、有的咸、有的甜，还有的没有味道。

小鸟骚动不安，找不到令自己满意的口味，就一直不停地从一根树枝飞到另一根树枝。逐渐地，这只不安的小鸟不知不觉靠近了它安静的同伴。它的同伴一直不动声色、安稳、沉默、充满喜悦。令人惊讶的事情发生了，它突然间也对四处寻找水果失去了全部的兴趣，变得和另一只小鸟一样沉默。

在这里，树代表身体，两只小鸟代表二元性头脑。一个表现为不安的头脑（pariṇāma citta），另一个则表现为安稳的头脑（kūṭastha citta）。

我们每个人都确实体验过头脑的不安和安稳。举例来说，在开始做体位法之前，你处于山式。这时，意识位于心脏的宝座当中。就在你从山式变换到三角伸展式的那一刻，随着其所处位置的改变，同一个稳定的意识就变成了不安的意识。于是，山式让你体验到安稳的意识；三角伸展式让你体验到不安的意识。从三角伸展式回到山式的时候，一个人就可以体验到从不安的意识回归到安稳的意识的转变。

如果你练习呼吸法，可能会更加明白这一点。开始调息之前，如果你感觉敏锐，那么就会感受到开始时你的意识是安稳的。一旦你开始吸气，意识就转变为不安的意识。吸气结束时，安稳的意识变成了不安的意识。在屏气阶段这二者混合，表现为安稳的意识。在呼气的过程当中，安稳的意识逐渐转变为不安的意识，随着呼气的结束，又转变为安稳的意识。下图可能会帮助你理解我所说的。

头脑从安稳到不安的转变，以及从不安到安稳的转变，每

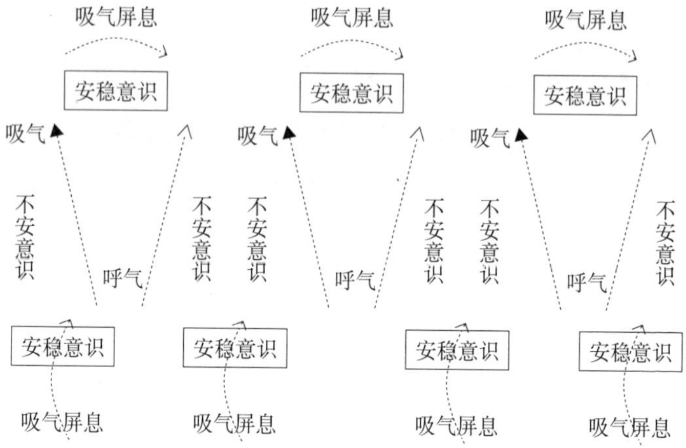

图 7　**调息中的安稳意识和不安意识**

时每刻都可以感觉到。

例如，当头脑与感官和世间客体接触的时候，它就会追逐外界客体，因此被称为向外的头脑或不安的意识。当这同一个向外的头脑被逆转方向，它就变成了安稳的意识或向内的头脑。

我们的骨骼肌肉身是通用（宇宙性）的。身体内部的各个系统也是共通的。所有人类的身体都是一样的。但是，唯有头脑扮演着双重角色。根据不同的条件和状况，每个人的头脑都成为特别的头脑。

感官受到客体或世间事物的吸引，会产生一种魔力，让头脑将客观事物与其自身的欢喜和愉悦联系到一起。修行帮助头脑逆转其传动装置或其方向，去寻找它的源头。这源头是存在的核心——阿特曼或大我（神我，原人）。

帕坦加利解释体位法的效果时，谈到了头脑的双重角色：

tataḥ dvandvāḥ anabhighātaḥ (Y.S.,2.48)

在那里没有来自二元性的干扰。

（《瑜伽经》2.48）

这句话的意思是，正确的体位法练习会终结头脑的二元性游戏。消除内外头脑之间的差异，转化头脑，让其能够一心一意（专注）。这专一的头脑即宇宙头脑或宇宙心——至上头脑或稳定的意识。

如果要从呼吸法这方面来解释同一件事，那么我会参照《瑜伽经》（2.51）：bāhya ābhyantara viṣaya ākṣepī caturthaḥ（心念的控制超越了内在和外在的领域，是第四层面——最重要的）。这句话通常被解释为：在止息（屏气）时，吸气和呼气都不知不觉自动暂停了。由于生命能量仍然属于有情有色（sattva-rūpa）的范畴，所以意识也仍然处于这个范畴中。生命能量和意识二者都处于清净平静状态，这种状态等同于纯善大我。

如果要从摄心这个方面来解释同一件事，我会请你参照下面这句经文：

tataḥ manojavitvaṁ vikaraṇabhāvaḥ pradhānajayaḥ ca

(Y.S.,3.49)

经由无欲摧毁了束缚的种子，人就会变得完全独立。

(《瑜伽经》3.49)

这句话的意思是，头脑脱离了感官和行动器官，逐渐转变为宇宙头脑——宇宙意识或宇宙心，失去了所有相互矛盾的想法和行动。

三位一体

瑜伽就是这样引导我们每一个人达到这种真正纯净的头脑状态的。在这种状态中，一切区别都终结了，包括知者、认知、知识，或小我、工具、客体、奉献者、奉献的对象和奉献这个行为。事实上，根据主体的认知，客体和工具通常被认为是超然的头脑或大我。所有这些都是“一”，而且只是“一”。因为求道者和认知的工具也不过只是观者而已。在这一阶段，求道者、寻求的工具（或方法）以及那个看见的人都是同一个观者。

帕坦加利说，对于一个看到区别的人，不会再将自己与头脑相混淆。（参见《瑜伽经》4.25 在这种状态中，对观者和观看的感觉都自动消失不见，唯有觉知（智慧）存在。

kṣīṇavṛtteḥ abhijātasya iva maṇeḥ grahītṛ grahaṇa grāhyeṣu tatstha tadañjanatā samāpattiḥ

(Y.S.,1.41)

一旦控制了头脑的焦虑，头脑就变得像透明的水晶一样，拥有与任何所呈现之事物（知者、认知或知识）相应的能力。（《瑜伽经》1.41）

在知者、认知这个动作，以及所知（挑衅主体的客体）之间的区别消失了。这三者是一体和相同的（三位一体）。一旦达到了这种状态，那么，念头的浪潮或心理波动就脱落了，就像秋天干枯的叶子从树上掉落一样。由此，层层叠叠的意识之间，以及意识和阿特曼之间的区别全都消失了。

这就是吠檀多（灵性）头脑。

如此，瑜伽练习吹走了无知和自大的阴云，将故弄玄虚的头脑转变为实事求是的头脑，让头脑变得充满活力。这样，纯粹的头脑（意识）就像完美无瑕的太阳般闪耀光芒，不再受野心、目的性和自然属性的束缚。只在意识充满三德时才保留阿特曼的个人身份。无论如何，当意识像悦性一样纯净地存在时，它的纯净度等同于灵魂。在这个阶段，受三德支配的本性消散在自然当中，因为它并不服务于任何目的。之后，甚至灵魂（阿特曼）都转向了大我。

在此，先前提到的关于瑜伽的定义变得容易实现了。

Saṁyoga yoga ityukto jivātma paramatmanḥ.

瑜伽是个体灵魂和宇宙灵魂的合一。

帕坦加利使用了“大我力量”（citiśakti）这个词，因为大我的能量（puruṣa śakti）在至上（Viśeṣa puruṣa śakti）当中相遇并融合。

第六章 对修习者的提醒

对其他人来说，通过充满信心、热情、记忆和专注的冥想，明辨的智慧会随之而来。

（《瑜伽经》1.20）

即使修行者已经拥有了明辨之智，也应该知道并牢记在心：当由于疏忽大意而失去控制的时候，上述四点是强大的支柱，可以让人重新获得自控力。

因此，要带着这四大支柱坚持灵性修行，即信心、热情（活力）、记忆（回忆每日的灵修进展）和最后一个，致力于无上的专注（三摩地智慧）。

我们都听说过《卡塔奥义书》中的比喻：身体是一辆战车；感官是马匹；感官对象是马匹的牧草；对牧草的欲望以令人窒息的速度向马匹袭来；头脑就是缰绳。如果战车御者（菩提智性）没有控制好缰绳，马就会乱跑（感官受到迷惑）。菩提智性引导作为缰绳的头脑控制马匹，即感官。这样战车的主人就可以享受旅途而不受到任何阻碍。

让我们来研究一下这个比喻隐藏的深意。

正如宏观世界（大宇宙）在微观世界（小宇宙）中，小宇宙在大宇宙中一样，在我们每个人里面的阿特曼既在我们周遭，也充满了这具神秘的身体。

阎罗王（死神）把他的绞索套在我们的脖子上，让我们只能走向死亡。他的绞索叫做阎魔之结（yama pāśa，阎魔，死亡之主）。类似的，我们必须把瑜伽之结（yoga pāśa）套在我们的脖子上，引导我们走向不朽。我们被世俗之结（bhoga pāśa）套住了。对于世俗之结，唯有瑜伽之结可解。瑜伽之结由持戒、内制、体位、调息、摄心、凝神、入定、三摩地和解脱组成。

通过瑜伽的持戒、内制、体位、调息、摄心、凝神、入定、三摩地练习，我们将阿特曼从它隐藏的居所中引出来，小心地剥去它上面一层又一层的遮盖物。这样，有限的身鞘就被完全拔除和消灭，让神圣的阿特曼永恒地闪耀光芒，就像风吹散了乌云变得阳光灿烂一样。

普通的感官头脑就这样被转变为了超然头脑（灵性头脑）。

愿你的灵修可以让阿特曼发出光来，就像月圆之夜，月光明朗。

谢谢！

后记

头脑是意识的外衣，它的起源是纯粹的宇宙本初存在。从这个意义上说，它最初是纯洁的。然而，在每一个个体当中，它变成了个人化头脑，于是它的原始状态就终结了。修行者必须认识、研究和分析这个“个人化”的头脑，并训练它自律。当横越这趟从宇宙头脑走向个人化头脑的旅程时，它经历了三种状态的改变，即：因果头脑、精微头脑和粗钝头脑。

一旦头脑变成了个人化头脑，他就被世俗的快乐污染了。我们需要改变这一点。头脑因食物和空气而成形，并受其滋养，也会留下苦行和灵修的印记。营养不良或营养过剩、刺激性和腐败的食物、不洁和受污染的空气及环境，还有内在的污染，包括欲望和纵情世俗欢乐的态度，都会让头脑堕落。修行者必须通过培养善良的本性，将追求感官快乐的头脑（世俗头脑）转变为灵性头脑。

通过全面练习瑜伽，头脑得到净化。这样，原本作为心智战场的头脑就变成了智慧的皇冠。

了解头脑的起源，以及它在我们里面如何运作，是非常重要的。为此，我冒昧地详细述说了瑜伽的理论，以便修行者了解头脑的运作、它的苦恼，它的问题等等。头脑在各个层面都表现出了不同的面向，为此修行者必须非常仔细地去辨认。

再次，修行者必须进行灵性修行，充分理解它的深度。头脑的位置在身体和灵魂之间，而心意鞘的位置在五鞘的中央。对我来说，这就解释了它的二元性。大多数瑜伽士都认为，体位法和呼吸法的练习是身体锻炼。如果是这样的话，我就不会在那个层面继续练习它了，尽管我都已经九十二岁了。坚持不懈的练习并不是一个笑话。基于我七十七年的练习和体验，我已经将帕坦加利的瑜伽经理论带到了现实层面。我不是个光说不做的人。实际上，我的建议一直都是对瑜伽要有实际的体验。因此我觉得我应该好好说一说瑜伽练习。

于我而言，灵性修习不是盲目的尝试。一开始，我练习瑜伽的时候只是锻炼体位法，后来我开始练习呼吸法。事实上，体位法的修习自始至终都在引导我深入理解灵性头脑的概念，体位法的修习引导我走向呼吸法。我开始理解元素的变化，生命能量开始在我体内循环，也开始从外界流入我的身体。没有外界的支持和引导，入定（禅定）开始自动发生。所有这些转变，从我的存在最内在基质的某处发生了。经由坚持不懈的灵性修习，帕坦加利《瑜伽经》的每一句话都开始穿透我。事实上，正是因为有了自身体验之后，我才开始深入钻研帕坦加利的《瑜伽经》。随着某些感受、领悟和感触以一种非常微妙的方式在我的内在涌现，我开始能够清晰地感知到帕坦加利的瑜伽智慧。

进化和内化的过程隐含在我的灵性修习当中。

对任何一名修行者来说，在头脑中对瑜伽的合一和解离，以及观者和所观的概念有所了解，都是很有意义的。我确实认为，灵性头脑必须对这些确信无疑，例如大我、本性、意识及其波动和它们的寂灭。然而，世俗头脑面临各种烦恼，深陷于业力的桎梏。为了脱离所有这些束缚，我们需要深入了解五鞘。头脑不能忘记，它像一根线一样连接所有的身鞘，从皮肤到小我。正因为如此，我实事求是地遵循了这个过程，应用瑜伽的方法论，以我所知的一切办法去充分了解它们。

通常，瑜伽的练习被划分为身体、心理、灵性等不同的方面。由于头脑是在身体和灵魂之间的，所以它的作用是一个平衡因子，它的一边是粗钝元素，另一边是精微元素。如此，练习者不可能忘记，对身体来说，头脑是外在头脑；对灵魂或观者来说，头脑则是内在头脑。按照五大身鞘来说，头脑所属的心意鞘对粗身鞘和能量鞘是外在的，而对智性鞘和喜乐鞘来说则是内在的。涉及五大元素（土、水、火、空气或风、以太），心意鞘与火元素相应，火元素恰恰在中间，它的一边是土和水元素，它的另一边是风和以太。因此，它在粗钝身和精微身之间扮演着双重角色，在粗钝元素和精微元素之间也一样。因此，在灵性修行中，它的重要性就很大了。由于头脑的丝线可以被拉伸，并从一端延展到另一端，所以灵性修行不可能被分割开来。事实上，通过关注头脑之线的两端，灵性修行是要让头脑变得灵性。一个人必须促使头脑产生光明和活力，因为头脑现在仍然被激性和惰性覆盖着。进行瑜伽修行的时候，头脑正在经历不同的状态、面临各种障碍时，它必须将自身作为主体来观察。只要通过持续不断和警觉的练习，就能做到。练习时，不要对世俗头脑抱有执着、热情、偏爱或受其吸引。换句话说，世俗头脑迷恋外界事物以获得对世界的体验。但是，这同一个头脑，也有可能发展出对纯粹的灵魂和神圣至上灵魂的强烈依恋，这就是遁世。只有纯粹的奉献，才能让一个人体验这种遁世状态（放弃一切世俗占有和情感）。

在多年的灵性修习中，由于心智的交互渗透，我经常感受到内在的联系，这让我更加深入地研究经文。通常我们看待经文并研究它们时，仿佛它们已经被主帕坦加利按顺序编排好了。但是，对我来说，每一句经文之间都有内在联系。一句接一句地阅读经文是理解它们的一种方式，但是我也横向阅读经文。我发现《瑜伽经》的结构像神秘的曼陀罗图案。经文的排列方式就像瑜伽的八片花瓣。

帕坦加利的《瑜伽经》共有四章。在每一章中，如果你在开头中间和结尾每处都看两句经文，它们必定有内在联系。它们前呼后应，不仅在理论上，也在实践上把这些概念解释清楚了。

作为实践科学的瑜伽，也必须被艺术性地接受，因为瑜伽也是一门艺术。八步瑜伽是瑜伽的核心。《瑜伽经》的每一条线索都与八步瑜伽在最精微的形式上有联系。因此，我希望瑜伽修行者也要了解八步瑜伽在其他经文中所表达的深度。这种联系似乎增加了经文的复杂程度，让经文之间的内在联系更加错综复杂。不过我的瑜伽之眼无法阻止我看到经文之间可能是互相独立的。由于“经”的意思是“丝线”，所以它可以穿过紧密联系的经文中的每一个词。我努力向你们表达这个观点，我看到了经文的自然流动。

你也许会认为这是我对瑜伽“盲目的爱”，这带来了一种对“瑜伽的痴迷”，从而让我产生了这样的想法。如果是这样，那么我也接受。我在每一句理论性的经文当中都看到了实用性。

在南印度的圣拉甘姆的圣·拉甘纳塔·斯瓦米寺庙有一个节日，节日期间，主拉甘纳塔会加入游行队伍。信徒们用各种各样的座椅抬着他，如蛇王苏婆吉、阿难陀龙、迦楼罗鹰等。在那特殊的一天里，在圣拉甘姆小镇的街上，主坐在鹰上，鹰放在战车上，战车被信徒拉着四处游走。这种游行直到今天还很盛行。

游行队伍沿着街道行走，街道两旁是从各自家里出来的人。他们一边祈祷一边向神供奉樟脑、鲜花、水果和槟榔叶。

游行队伍一路向前，路边有一个体格健美、相貌英俊，名叫达努达萨（Dhanurdāsa）的摔跤运动员，他一只手撑着一把伞，给一位眼睛如莲花般美丽的女士遮阳，不让她的眼睛和脸被酷热的阳光灼伤。女士的名字叫何娜美芭（Hemāṁba）。他的另一只手里拿着一把扇子，前前后后地给她扇风纳凉。他的头脑、他的心和眼睛完完全全粘在她身上，丝毫没有分给喜欢八卦的人一点儿注意力，人们以为他们可能是夫妻。

圣·拉玛努伽是“有限一元论”（qualified monism）的奠基人，他经过那个街道的时候发现了那道奇怪的视线，立刻让他的学生去把那个人带过来。圣·拉玛努伽的学生叫了达努达萨好几次他才应答。他仿佛从睡眠中刚刚醒来一样，问道：“你为什么叫我?”

这位婆罗门答道：“亚提拉伽·圣·拉玛努伽（Yatirāja Śrī Rāmānujā）想见你，想和你说话。”听到圣·拉玛努伽的名字，他从对这位女士的爱当中分神片刻，和他说话并祈祷。

圣·拉玛努伽问他：“她有什么吸引你? 让你既不羞耻，

也不害怕。”他答道：“她美丽明亮的眼睛吸引我。”

圣·亚提拉伽问他是不是已经娶了她？他回答说没有，尽管他只爱她一个人。“如果我看到有谁的眼睛比她还美，我可能会抛弃她。”说完这些话以后，他回到那位女士身边，继续给她撑伞，保护她不被阳光的酷热所伤。

这天傍晚，达努达萨碰巧遇见了圣·拉玛努伽。他们两个都正前往寺庙。在寺庙里，圣·拉玛努伽让达努达萨注意看主拉甘纳塔的眼睛。随着他持续凝视主的眼睛，何娜美芭的眼睛渐渐从他的思维中消失，他爱上了与主拉甘纳塔的神圣接触。

为了主的这个恩典，他很快就臣服于亚提拉伽·拉玛努伽了。何娜美芭听说了达努达萨的这个改变，也脱离了感官享乐，变成了主拉甘纳塔的信徒[1]。

在修行时我常常想，这个故事是世俗头脑转变为灵性头脑的一个比喻。

B. K. S. 艾杨格

2010 年 7 月 25 日

（这个版本是基于 2009 年 7 月 7 日，古鲁月圆日在印度普纳的一场谈话而修改的。）

词汇表

A	
abhiniveśa	执着于生命
abhyāsa	练习
adho mukha	向下
Ādi śakti	本初力量
adṛyśya śakti	无形的至上力量
agama	经文，文本
ahaṁ	“我”，大我
ahaṁ-ākāra	我之形体
ahaṁkāra	“我”之意识，“我”的制造者
ahaṁkāra	小我
ahaṁkāra	人格化为小我
ahiṁsā	非暴力、不伤害
ākāśa	空间
aliṅga	没有标志或属性（性别）
ānanda	极乐、喜悦
ānandamaya kośa	喜乐鞘（身）
aṅgulimukha	手指指尖
annam	食物
annamaya kośa	粗身鞘（骨骼肌肉身）
antarāya-s	障碍
Antarendriya manas	内在头脑
āp	水

（续表）

aparigrahā	免于贪心、不贪
apavarga	灵性智慧
āraṁbhāvasthā	初学者阶段
āsana	座位、姿势、位置
asmitā	骄傲、自我中心、我之意识
aṣṭāṅga yoga	帕坦加利所描述的瑜伽的八个方面
asteya	不偷盗、不挪用
asthi	骨头
ātman	具有形体的灵魂
avidyā	无知
aviśeṣa	本性的不可区分部分
B	
bāhya saṁyama	外在的整合
bāhyendriya manas	外在头脑
bhakti	奉爱
bhaktṛ	奉献者
bhaktya	奉献的目标
bhāva	感觉、感受
bhogika	感官或世俗快乐
brahmacarya	独身，学习世俗和灵性知识的学生阶段
brahmāṇḍa	宏观世界、大宇宙
buddhi	智性，心智
C	
caitanya-śila manas	生物头脑
citta	意识

（续表）

cittaja manas	占支配地位的头脑，优势头脑
D	
daurmanas	悲伤
dhāraṇā	专注、注意力集中
dharmendriya	良心、道德心
dhyāna	入定
diśā	方向
dvandva	双重角色
dveśa	厌恶
E	
ekādaśendriya	第十一种感官
ekāgra	专注
G	
gandha	香
garuḍa	鹰
ghaṭāvasthā	练习的第二阶段，在此一个人必须理解身体的功能（运作）
grahaṇa	工具
grahaṇa-kṣama manas	感官头脑
grahitṛ	小我
grāhya	客体
guṇaja manas	有属性的头脑
guṇa-s	属性
H	
Hetu	目的、目标

（续表）

I	
icchā	愿望、希望
īdā	月亮的、阴性的
indriya-s	知觉感官
Īśvara Praṇidhāna	神性
J	
janukīya manas	遗传性头脑
jīvātmā	个体
jñāna	知识
jñānendriya	五大感觉器官
jñātṛ	知者
jñeya	可知
K	
kaivalya	解脱
kāla	时间
kapha / śleṣma	冷静
kāraṇa śarīra	因果身
karma	业力
karmaja manas	命定的头脑
karmeṇdriya	五大行动器官
karuṇā	慈悲、同情、怜悯
kevalāvasthā	孤独的状态
kleśa-s	痛苦
kṣetra	田地
kṣetrika	农民、农场主

（续表）

kṣipta	分心
kūṭastha citta	安宁稳定的头脑
L	
laukika manas	世俗头脑
liṅgamātra	暗属性状态
M	
mahat	宇宙法则
maitrī	友善
majjā	骨髓
mam-ākāra	我的
māṁsa	血肉（肌肉）
manas	头脑
manomaya kośa	心意鞘
meda	脂肪
mūḍha	迟钝
muditā	喜爱
mūla prakṛti	原初或根本性质
mūtra	尿，小便
N	
nidrā	睡觉，睡眠
nirākāra	无形
nirdhāra	决心
niruddha	自制
niyama	五大个人道德戒律（五戒）
nṛvaṁśiya manas	道德心

（续表）

P	
pañca bhūta	五大元素
pañcakośa	五重（层）身鞘
Paramātman	至上灵魂
paricayāvasthā	获取知识的状态
pariṇāma citta	不安的头脑
pāśa	套索、结、活扣
piṇḍāṇda	微观世界、小宇宙
piṅgalā	太阳的
pitta	胆汁
prajñā	智慧
prakṛti	本性
pramāṇa	正见
prāṇa	能量
prāṇa	生命力
prāṇamaya kośa	智性鞘
prāṇāyāma	调息
prasupta	睡眠状态
pratyāhāra	摄心
pṛthvi	土
purīṣa	方面，面向
puruṣa	大我，观者
R	
raga	执着
rajas	激性、活力

（续表）

rakta	血
rasa	味
roga	苦难
rūpa	色
S	
śabda	声音或震动
sādhaka	求道者、练习者
sādhanā	练习、灵性修行
sahajatā	真实的自然状态
sākāra	形式
sākārika	小我
śakti	能量
samadarśana	平等观
samādhi	整合、深刻冥想
saṁhāra	毁灭
saṁkalpa	解决
saṁskāra	印象
saṁyama	整合
saṁyoga	联合、关联、联系
santoṣa	知足、满足
sattva	光明属性
satya	坦率、诚实
śauca	干净、纯净
saumanas	无污染的极乐
sendriya manas	器官头脑

（续表）

siddhi	超自然力量
smṛti	记忆、回忆
śoṇita	卵子
sparśa	触摸
śraddhā	信心
sṛṣṭī	玩创造的游戏
sthiti	维持
sthūla śarīra	粗钝身
śukra	精子
sūkṣma śarīra	精微身
svabhūva-śila manas	物质头脑
svādhyāya	研究大我
svādhyāya	研读经典
sveda	汗、汗水
T	
tamas	惰性
tanmātra	五大元素的亚原子本质
tanu	减弱的状态
tapa	痛苦、悲伤、压力
tapas	苦行、忏悔、灵修、严格自律
tattva	五种元素
tej	火
tridoṣa	三种体液
U	
udāsina	中立

（续表）

upekṣā	淡漠
V	
vairāgya	不执着、弃绝、冷静
vaiyaktika citta	个体意识
vāsanā	欲望
vāta	风
vāyu	风
vedāntika manas	无私的头脑
vicāra	推理、综合、分辨
vicchinna	交互状态、交替状态
vidyā	知识
vijñānamaya kośa	分别智身
vikalpa	妄念
vikṣipta	分散的
viparyaya	谬误
vīrya	活力
viśeṣa	可区分的状态
viśva manas	宇宙头脑
vitarka	自我解析
viveka	分别智
viyoga	分离
vṛtti	波动
vyāvahārika manas	习惯性头脑
Y	
yama	持戒

（续表）

Yama	死亡之主
yaugika manas	灵性头脑
yaugika	向内的头脑
yogāgni	瑜伽之火

注 释

第一章

[1] “莱拉”（lila）这个词常用来表示“神圣游戏”。神开玩笑般潇洒地带着优雅和闲适创造了这个世界（宇宙），并把它安排得井井有条。宇宙就被称为神的“莱拉”。（pg 903 Monnier Williams）

[2] 正如花朵绽放时会打开她的花瓣一样，原初本性打开了外层花瓣（有差别状态）、外层和内层之间的花瓣（无差别状态）、内层花瓣（暗属性状态）和最内层花瓣（无属性状态）。

[3] viśeṣa aviśeṣa liṅgamātra aliṅgāni guṇaparvāṇi (II.19)——三德在观者眼中产生了其特征化的划分和能量等级。其等级分别为：有属性和无属性，有差别和无差别。

[4] 玛哈特（Mahat），字面意思是“伟大的人”，翻译为“宇宙意识”，是原初本性最先进化出来的。它萌发为四种形式，分别是普拉那（prāṇa）、阿哈姆卡拉（ahaṁkāra）、菩提（buddhi）和末那识（manas）。如果其发音为“阿哈姆卡拉”，就表达“小我”（ego）或“我”（I-ness）。如果其读作“阿哈姆阿卡拉”，就代表“无形之灵魂的形体”。

[5] 本性的进化——三德、宇宙意识、个体意识、五大行动器官、五大感觉器官、智性、小我、五大元素的亚原子本质、五大元素。尽管有二十四条进化线，但在我看来，本性的进化线共有二十五条，它们是：宇宙意识、大我、智性、小我、头脑、五大元素的亚原子本质、五大元素、五大行动器官和五大感觉器官。不过，我在进化线里增添了三德，以便你可以了解得更清楚。

[6] 痛苦的原因在于观者认同（或结合）了所观，而化解之法在于他们的解离。

[7] 观者与所观的结合（或认同）是为了让观者发现他自己的真实本性。

第二章

[1] yuktāhāravihārasya yuktaceṣṭasya karmasu |yuktasvapnāvabodhasya yogo bhavati duḥkhahā ||

如果一个人饮食和娱乐有度、克制自己的行动、睡眠规律，那么摧毁一切悲伤的戒律（瑜伽）就随之而来。

[2] yogasthaḥ kuru karmāṇi saṅgaṁ tyaktvā dhanaṁjaya | siddhyasiddhyoḥ samo bhūtvā samatvaṁ yoga ucyate ||

哦！获得财富的人哪（阿朱那），坚定地练习瑜伽，做好你的工作，抛弃执着，以平等心对待成功和失败，因为平等心即被称作瑜伽。

[3] buddhiyukto jahātî ‘ha ubhe sukṛtaduṣkṛte | tasmād yagāya

yujyasva yogaḥ karmasu kauśalam ||

如果一个人让自己的心智与神性结合，或者让神住在他的心里，那么即使在此世，他就已经抛弃了善与恶。因此，努力练习瑜伽吧，瑜伽就是在行动上下功夫。

[4] sattva puruṣa anyatā khyātimātrasya sarvabhāva adhiṣṭāṛtvaṁ sarvajñātṛtvaṁ(III.58)——只有知晓心智和观者之间的区别的人，才能获得关于一切存在和一切显现之物的无上真知。

[5] sattva purṣayoḥ śuddhi sāmye kaivalym iti (III.56)——当心智与灵魂一样纯净的时候，人就实现了解脱，在瑜伽中达到了完美。

[6] vitarka vicāra ānanda asmitārūpa anugamāt saṁprajñātaḥ (I.17)——瑜伽的实践和不执着可以发展出四种深层冥想：自我解析、综合推理（明辨）、极乐，以及体验到纯粹的存在。

[7] maitrī karuṇā muditā upekṣāṇāṁ sukha duḥkha puṇya apuṇya viṣayāṇāṁ bhāvanātaḥ cittaprasādanam (I.33) ——通过培养对幸福的珍惜（对快乐的友善）、对苦难的同情、对美德的喜悦和对恶行的冷漠，意识（头脑）变得友善、宁静和仁慈。

[8] 库茹之野（Kurukṣetra）是战场，考拉瓦一族和潘达瓦一族在那里发生了一场伟大的战役，主奎师那在这场战役中是阿朱那的战车御者。史诗《摩诃婆罗多》描述了这场战役。

[9] tārakaṁ sarvaviṣayaṁ sarvathāviṣayaṁ akramaṁ ca iti vivekajaṁ

jñānam (III.55)——瑜伽士了悟真知的本质特征是：他能立即清晰而完全了解一切客体的目的，不用深入调查事件的时序或变化。

[10] vṛtti sārūpyam itaratra (I.4)——其他时候，观者认同了起伏波动的意识。

[11] 我们生来就具有一个由元素组成的身体，身体与我们的生存息息相关，而这代表身体的五大元素在我们个人层面上代表着宇宙的结构。事实就是，随着我们的元素身体因为瑜伽修行而变得干净、纯洁、纯粹和圣洁，这些元素就会被改变，转化到更高的层面。个体意识、元素和感官的转变，暗示着转化是如何发生在身体层面的。因此在此提到了身体（鞘）。更多细节请参考《生命之光（Light on Life，Rodale Publishers 2005）

[12] 随之而来的就是苦难和业力的终结。法住三摩地带来了最高形式的智慧，并让人达到进化的顶峰。在那里，人找到了免于一切苦难和情绪波动的自由。显然，免于业力的自由也随之而来。

[13] 通过这种不间断的明觉之流（flow of discriminative awareness），一个人获得完美的真知，它包含七个层面。（《瑜伽经》2.27）

[14] 根据《帕坦伽利的瑜伽经之光》，1993 年，伦敦哈珀·柯林斯（Harper Collins）出版社出版。

[15] 原子个体包括作为元素的时间和空间。

[16] 在此我只提到五大元素，因为另外的两个（时间和空间）只有在寂静无欲状态才能体验到。

第三章

[1] 从那时起，求道者不再受二元性的干扰。

[2] 当体位法的练习从费力变得不费力，就实现了体位法的圆满，也就到达了内在的无限存在。

[3] 引自罗摩努阇的四悉檀，因此我把这一点加进来作为澄清。

[4] 根据三昧法，在心的区域，瑜伽士获得了关于意识的内容及倾向的彻底的知识。(III.35)

[5] 头脑是感官之主；生命力是头脑之主；专注是生命力之主；专注具有内在的声音作为其基础。

第四章

[1] cañcalam 'hi manaḥ kṛṣṇa pramāthi balavad dṛḍham |tasya 'ham nigrahaṁ manye vāyor iva suduṣkaram ||(B.G. VI.34)——头脑反复无常。哦，奎师那，它不安、强大又顽固，我认为它像风一样难以控制。

[2] 本性的直接动因不会将其效力转化为行动，但可以帮助移除进化道路上的障碍，恰如农民建造田埂灌溉田地。

[3] 精通冥想可以带来强大的力量，从最细微的粒子到最大的。

[4] Y.S., I.31——悲伤、绝望、身体的不稳定和呼吸的不规则，进一步让意识分心。

[5] Y.S., I.35——或者，通过对着一件事物冥想，帮助维持头脑和意识的稳定。

[6] Y.S., II.53——头脑也变得适合专注。

[7] Y.S., III.49——经由控制感官，瑜伽士的身体速度、感觉和头脑都与灵魂相匹配，独立于本性的原初动因。意识得以独立，他征服了本性的第一条法则。

第五章

[1] 尚未到来的痛苦是可以预防的。

[2] 努力让头脑变得专一是克服障碍的唯一途径。(1.32)

[3] 瑜伽练习减轻了痛苦，导向三摩地。(2.2)

[4] sattva puruṣayoḥ śuddhi sāmye kaivalyam iti (III.56)——当心智的纯净程度等同于灵魂的纯净度，瑜伽士就实现了瑜伽的完美。

[5] tatra sthitau yatnaḥ abhyāsaḥ (I.13)——练习是持续努力止息这些心理波动。

[6] dṛṣṭa ānuśravika viṣaya vitṛṣṇasya vaśikārasaṁjñā vairāgyam (I.15)——弃绝是练习脱离欲望。

[7] śraddhā vīrya smṛti samādhiprajñā pūrvakaḥ itareṣām (I.20)——必须带着信任、信心、热情、渴望的记忆和专注的力量做练习，来打破灵性上的自满。

[8] tajjapaḥ tadarthabhāvanam (I.28)——必须持续重复念诵梵语“奥姆”，充分去感受，领悟其全部含义。

[9] tatpratiṣedhārtham ekatattva abhyāsaḥ (I.32)——坚持让头脑变得专注，努力摒除这些障碍。

[10] maitrī karuṇā muditā upekṣaṇaṁ sukha duḥkha puṇya viṣviṣayāṇāṁ bhāvanātaḥ cittaprasādanam (I.33)——通过培养对幸福的珍惜（对快乐的友善）、对苦难的同情、对美德的喜悦和对恶行的冷漠，意识（头脑）变得友善、宁静和仁慈。

[11] 带着信心、热情、记忆和敏锐的智力以及专注力去遵循灵性戒律，以此体验到绝对意识。（1.20）

[12] tajjaḥ saṁskāraḥ anyasaṁskāra pratibandhī (I.50)——随着这道真理之光，新生命开始了。过去的印象被弃之脑后，新的印象不再被记下。

[13] śauca saṅtoṣa tapaḥ svādhyāya Īśvarapraṇidhānāni niyamāḥ (II.32)——洁净、满足、热爱宗教、自我研习和臣服于无上大我或神，即为精进。

[14] Iśvara praṇidhānāt vā (I.23)——或者，意识也许可以经由深深地冥

[15] 想神或臣服于祂而受到克制。

bhavapratyayaḥ videha prakṛtilayānām (I.19)——在这个状态中，一个人体验到没有身体或融入自然，这可能会导向超然或遗世独立。

[16] 自律（苦行）根除了身体和头脑的不洁，引燃了神性的火花。

[17] etena bhūtendriyeṣu dharma lakṣaṇa avasthā pariṇāmāḥ vyākhyātāḥ (III.13)——通过这三个阶段，经过培养的意识，被从其潜在状态（法，正法），转换为更进一步的精细状态（法相）和精细状态的顶峰（无相状态）。如此，元素、感官和头脑的转化就开始了。

[18] sattva puruṣayoḥ śuddhi sāmye kaivalyam iti (III.56)——当心智的纯净度达到与灵魂的纯净度相同时，瑜伽士就获得了解脱（kaivalya），实现了完美的瑜伽。

[19] 通过培养对幸福的珍惜、对苦难的同情、对美德的喜爱和对恶行的淡漠，头脑（或心灵）变得纯净。

[20] 具体故事参见《罗摩衍那》《摩诃婆罗多》和《莲花往世书》。

后记

[1] 这个故事出自《室利 · 拉玛努伽传》，由清奈的室利 · 罗摩克里希那学院出版。

作者介绍

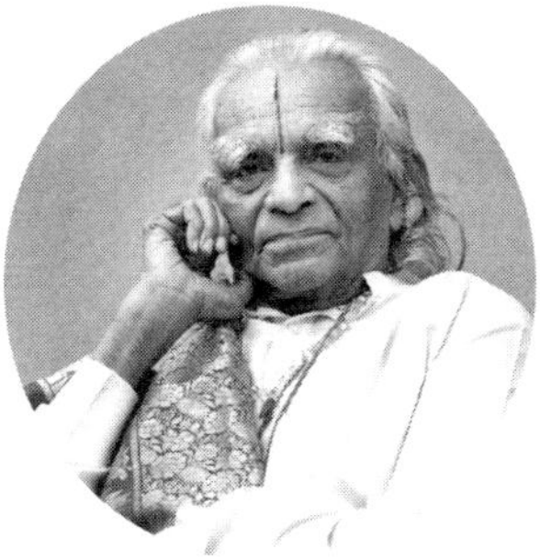

[印] 艾扬格

艾扬格瑜伽创始人,《时代周刊》"全球影响力 100 人" 之一。

1918 年 12 月 14 日生于印度一个贫困家庭，历经虚弱与病痛相伴的童年、孤立无助的青年，遇见瑜伽后开启一段发现之旅，最终找到人生的答案，也领悟到了生命的智慧。他既见证了自己的人生，也看见了世界的挣扎与变动，于是他选择用自己的智慧帮助更多的人，帮助他们获得身、心的健康和生命的转变。

他一生走访了 25 个国家，并被授予上百个奖项，富有艺术性的瑜伽习练方式又为他赢得了"瑜伽界米开朗基罗"的称号。

《悠季丛书》精品畅销书

由最享誉盛名的瑜伽先哲所撰写，如由卡瓦拉亚达瀚慕瑜伽学院编著的斯瓦特玛拉玛《哈他之光》、斯瓦米·库瓦拉亚南达大师的《瑜伽体位法》《瑜伽呼吸控制法》，以及斯瓦米·萨特亚南达·萨拉斯沃蒂著作《瑜伽休息术》。

B.K.S. 艾扬格大师著作《光耀生命》，即将出版面世的甘地圣哲的瑜伽老师、被誉为瑜伽科学第一人的斯瓦米·库瓦拉亚南达大师传记《荣耀生命》，艾扬格大师最后著作《瑜伽末那识》以及其传记《生命之光》，等等。

《哈他瑜伽教育学师资认证基础·理论篇》《哈他瑜伽教育学师资认证基础·实践篇》、《哈他瑜伽关键肌肉全解》（瑞隆著），即将再版默瀚先生所著的《纯粹瑜伽——印度瑜伽习练手册》、博格老师的《冥想与精神健康》等。

图书在版编目（CIP）数据

瑜伽末那识 / (印) 艾扬格著；陶张欢译 . -- 北京 :
中国青年出版社 , 2020.3
书名原文 : Yaugika Manas
ISBN 978-7-5153-5961-8

I. ①瑜… II. ①艾… ②陶… III. ①瑜伽—基本知识 IV. ① R793.51

中国版本图书馆 CIP 数据核字（2020）第 034796 号

瑜伽末那识

作　　者：[印] 艾扬格
译　　者：陶张欢
责任编辑：吕　娜

出版发行：中国青年出版社
经　　销：新华书店
印　　刷：三河市万龙印装有限公司
开　　本：787 × 1092　1/32 开
版　　次：2020 年 6 月北京第 1 版　2021 年 7 月河北第 2 次印刷
印　　张：5
字　　数：160 千字
定　　价：59.00 元
中国青年出版社 网址：www.cyp.com.cn
地址：北京市东城区东四 12 条 21 号
电话：010−65050585（编辑部）